Top im Gesundheitsjob

Uwe Hecker

Eric Meier

Unterwegs im Krankenhaus –
Pflegerische Aufgaben
beim Patiententransport

Mit 3 Abbildungen

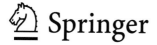

Uwe Hecker
Wiesloch, Deutschland

Eric Meier
Heidelberg, Deutschland

ISBN 978-3-662-53191-4   ISBN 978-3-662-53192-1 (eBook)
DOI 10.1007/978-3-662-53192-1

Die Deutsche Nationalbibliothek verzeichnet diese Publikation in der Deutschen Nationalbibliografie; detaillierte bibliografische Daten sind im Internet über http://dnb.d-nb.de abrufbar.

Springer
© Springer-Verlag Berlin Heidelberg 2010, 2017

Cartoons: Claudia Styrsky, München
Umschlaggestaltung: deblik Berlin

Gedruckt auf säurefreiem und chlorfrei gebleichtem Papier

Springer ist Teil von Springer Nature
Die eingetragene Gesellschaft ist Springer-Verlag GmbH Berlin Heidelberg

Vorwort

Sucht man im Internet nach dem Begriff »innerklinische Patiententransporte« liefert Google lediglich 1380 Ergebnisse in 0,42 Sekunden. Das ist vergleichsweise wenig, wenn nicht sogar verschwindend gering, verglichen mit anderen Suchergebnissen. Dabei werden täglich zigtausende Patienten in Krankenhäusern von A nach B transportiert. Mal handelt es sich um Verlegungen innerhalb von Normalstationen, ein anderes Mal muss ein Patient in die Diagnostik zum MRT. Einige von ihnen sind mobil und können laufen, andere wiederum sind schwerstkrank und müssen auf die Intensivstation oder unter Notfallbedingungen in den OP gebracht werden. All diesen Patiententransporten liegen Entscheidungen zu Grunde, die einerseits den Transport rechtfertigen, andererseits aber auch pflegerische Vorbereitungen bedürfen, um den Patienten mit der Maxime der notwendigen Sicherheit zu transportieren.

- Doch wie sieht ein sicherer Patiententransport aus?
- Wer darf welchen Patienten transportieren?
- Und gibt es außer der ganzen »Bettenschieberei« noch etwas zu beachten?

Die tägliche Praxis zeigt ein sehr unterschiedliches Vorgehen. In einigen Kliniken werden selbst prämedizierte Patienten von einem mehr oder weniger qualifizierten »Bettenfahrer« in den OP gebracht, wo er – nicht selten – ohne Überwachung »abgestellt« wird, um dort auf die Übernahme durch die Anästhesiepflege zu warten. Teilweise finden sich sogar innerhalb derselben Klinik unterschiedliche Vorgehensweisen, wenn diverse Abteilungen verschiedenen Organisations- und Führungsstrukturen unterliegen.

Für die Pflegenden bedeutet dies einerseits über die notwendigen Kenntnisse zu verfügen, die im Rahmen der Vorbereitungsmaßnamen z. B. für die Diagnostik durchzuführen sind. Andererseits müssen Kenntnisse über das Transportmanagement als solches vorherrschen, die eng mit der Logistik des jeweiligen Krankenhauses verbunden sind. Hinzu kommen grundsätzliche Fragen des Notfallmanagements und der Kommunikation.

Das vorliegende Buch möchte Ihnen deshalb helfen, Patiententransporte innerhalb der Klinik leichter und sicherer zu machen, und Ihnen und Ihren Patienten unnötige Wege ersparen. Danken möchten wir an dieser Stelle einer Reihe von Menschen, für das Überlassen diverser Manuskripte und für die Einsicht in die vielen Facharbeiten, die sich dem Thema widmen. Ohne Sie wäre dieses Buch nicht in der vorliegenden Form zustande gekommen. Unser besonderer Dank gilt Frau Birgit Trierweiler-Hauke, die den Springer-Verlag mit der Idee dieses Buches quasi zu uns gelotst hat. Ebenso möchten wir uns bei Frau Sarah Busch und Sirka Nitschmann recht herzlich bedanken, für ihre Offenheit und tatkräftige Unterstützung, die wir bei der Realisierung dieses Buches jederzeit erfahren durften, sowie bei Frau Claudia Styrsky für das Anfertigen der Cartoons.

Uwe Hecker und Eric Meier
Heidelberg, im Juli 2016

Über die Autoren

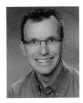

Uwe Hecker, ist Gesundheits- und Krankenpfleger für Intensivpflege und Anästhesie. Seine Weiterbildung hierzu absolvierte der 42-Jährige von 2004–2006 am Universitätsklinikum Heidelberg. Die Ausbildung zum Rettungsassistenten erwarb er am damaligen Heilbronner Fachinstitut für notfallmedizinische Aus- und Fortbildung. Darüber hinaus engagierte er sich viele Jahre im Rettungsdienst des DRK Kreisverband Rhein-Neckar/Heidelberg e.V. Neben seiner eigentlichen Tätigkeit ist er als Praxisanleiter und Lehrrettungsassistent tätig. Zudem unterrichtet er in den DIVI-Kursen Intensivtransport an der Rettungsdienstschule der Johanniter Unfallhilfe Ludwigshafen. Außerdem ist er Autor diverser Fachzeitschriften und Bücher.

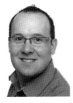

Eric Meier, Gesundheits- und Krankenpfleger für Intensivpflege und Anästhesie, arbeitet seit 2010 am Universitätsklinikum Heidelberg. Seine Fachweiterbildung absolvierte die 28-Jährige von 2012–2014 in der Akademie für Gesundheitsberufe am Universitätsklinik Heidelberg. Er ist auf der interdiziplinären operativen Intensivstation mit 16 Betten beschäftigt. Seine Facharbeit widmete Eric Meier dem Transport von intensivpflichtigen Patienten. Er erhielt für diese Arbeit den 2. Platz des DGF-Nachwuchsförderpreises 2015. Ehrenamtlich engagiert er sich seit vielen Jahren bei der Feuerwehr Heidelberg.

Inhaltsverzeichnis

Abkürzungsverzeichnis

ACRM	Anesthesia Crisis Ressource Management
AIDS	Acquired Immune Deficiency Syndrome
ALS	Advanded Life Support
APH	Altenpflegehelfer
ARDS	Acute Respiratory Distress Syndrome
ASA	American Society of Anesthesiologists
AWR	Aufwachraum
BGA	Blutgasanalyse
BLS	Basic Life Support
BRD	Bundesrepublik Deutschland
BufDi	Bundesfreiwilligen Dienst
CIRS	Critical Incident Reporting System
CO_2	Kohlenstoffdioxid
CPR	Cardiopulmonary Resuscitation (kardiopulmonale Reanimation)
CRM	Crew-/Crisis Ressource Management
CT	Computertomographie
D-Arzt	Durchgangsarzt
DIVI	Deutsche interdisziplinäre Vereinigung Intensivmedizin
DRK	Deutsches Rotes Kreuz
ECMO	Extrakorporale Membranoxygenierung
EDV	Elektronische Datenverarbeitung
EKG	Elektrokardiogramm
EMT	Emergency Medical Teams
ERC	Endoskopische retrograde Cholangiographie
ERC	European Resuscitation Council
ERCP	Endoskopische retrograde Cholangiopankreatikographie
ESBL	Extended-Spectrum-Betalaktamasen; Betalaktamasen, die ein breites Spektrum β-Lactam haltiger Antibiotika spalten können

FSJ	Freiwilliges soziales Jahr
GCS	Glasgow Coma Scale, Glasgow-Koma-Skala
GI	Gastrointestinal
HBV	Hepatitis-B-Virus
HCV	Hepatitis-C-Virus
HIV	Humane Immunodeficiency Virus
HWZ	Halbwertzeit
IAPB	Intraaortale Ballonpumpe
ICD	Implantierbarer Kardioverter-Defibrillator
ICU	Intensive Care Unit, Intensivstation
IMC	Intermediate Care, Überwachungsstation
ITW	Intensivtransportwagen
LAE	Lungenarterienembolie
MHD	Malteser Hilfsdienst
MPG	Medizinproduktegesetz
MRSA	Methicillinresistenter Staphylococcus aureus
MRGN	Multiresistente gramnegative Erreger
MRT	Magnetresonanztomographie
NASA	National Aeronautics and Space Administration
NBP	nichtarterieller Blutdruck (mittels Manschette gemessen)
NotSan	Notfallsanitäter
NRS	Numerische Ratingskala
NSAR	Nichtsteroidale Antirheumatika
O_2	Sauerstoff
OA	Oberarzt
ÖGD	Ösophago-Gastro-Duodenoskopie
OP	Operation bzw. Operationssaal
PCA	Patient Controlled Analgesie
PDK	Peridualer Dauerkatheter
PDMS	Patientendatenmanagmentsystem

PECLA	Pumpless Extra Corporale Lung Assist
PEEP	Positiv endexpiratorischer Druck
PEP	Postexpositionsprophylaxe
PONV	Postoperative Nausea and Vomiting (postoperative Übelkeit und Erbrechen)
PTCD	Perkutane transhepatische Cholangiodrainage
RettAss	Rettungsassistent
RH	Rettungshelfer
RR	Blutdruck nach Riva-Rocci
RS	Rettungssanitäter
SOP	Standart Operating Procedures
SpO_2	Partielle Sauerstoffsättigung (Pulsoxymetrie)
TEE	Transösophageale Echokardiographie
TBC	Tuberkulose
TIPS	Transjugulärer intrahepatischer portosystemischer Shunt
VAC	Vaakuumpumpe
VAP	Ventilatorassoziierte Pneumonie
VEL	Vollelektrolytlösung
VRE	Vancomycinresistente Enterokokken
WHO	World Health Organisation (Weltgesundheitsorgansiation)
ZVK	Zentraler Venenkatheter

Warum jetzt?

Uwe Hecker

U. Hecker, E. Meier, *Unterwegs im Krankenhaus – Pflegerische Aufgaben beim Patiententransport (Top im Gesundheitsjob)*, DOI 10.1007/978-3-662-53192-1_1
© Springer-Verlag Berlin Heidelberg 2017

Kennen Sie das?

Sie haben Frühdienst, versorgen gerade einen Ihrer acht Patienten, sind mitten in der Körperpflege, da platzt ihre Kollegin mit dem Telefon ins Zimmer und sagt Ihnen, dass Herr Müller, den Sie gerade versorgen, ins MRT muss. – Jetzt, natürlich! In Windeseile sammeln Sie die Unterlagen zusammen, nehmen letztlich noch die ganze Akte mit, um ja nichts zu vergessen und fahren mit dem halb gewaschenen Patienten durch etliche Flure ihres Krankenhauses ins MRT. Dort stellen Sie beim Umlagern fest, dass Herr Müller, nicht nur noch die Zahnbürste im Mund hat, nein – er hat auch noch gerade Stuhlgang gehabt.

Oder diese Situation … die kennen Sie sicher auch:

In der Übergabe zwischen dem Früh- und dem Spätdienst haben Sie erfahren, dass eine ihrer Patientinnen heute Morgen noch einmal ins CT gebracht worden ist. Von dort ist sie aber bis jetzt nicht zurückgekommen. Sie wundern sich, denn eigentlich hätte die Patientin heute in ein heimatnahes Krankenhaus verlegt werden sollen. Gegen 16:30 Uhr erfahren sie dann Näheres. Nur zu dumm, dass jetzt die Kollegen des Aufwachraums mit der Patientin auf Ihrer Station stehen und sie an Sie übergeben wollen. Dabei wollten Sie eigentlich gerade in die Pause.

Solche, und ähnliche Situationen erleben wir leider tagtäglich. Oftmals sind »Kommunikationshindernisse« die Ursache eines solchen Ereignisses. Aber auch mangelnde Kenntnis, über den Ablauf bestimmter Untersuchungen, die Voraussetzungen, die der Patient hierfür erbringen muss oder schlichtweg das »mangelnde Bescheid wissen«, über den Patienten und seiner Anamnese, führen dazu, dass Patienten unnötig oft von einer Untersuchung zur anderen gebracht werden. Wenn am Untersuchungsort festgestellt wird, dass der Patient nicht nüchtern ist, eine Kontrastmittelallergie hat oder Träger eines Herzschrittmachers ist, hätte man die Ressource »Zeit« und »Manpower« sinnvoller einsetzten können, als für einen überflüssigen Transport.

Und dann kommt immer wieder diese eine Frage auf: *»Warum muss ausgerechnet ich den Patienten durch die Gegend fahren. Kann das nicht jemand anderes machen…?«*

Die Autoren des vorliegenden Buches haben es sich deshalb zur Aufgabe gemacht, den Leserinnen und Lesern mit wertvollen Tipps und Tricks aus der Praxis zur Seite zu stehen. Dabei finden die Leitlinien unterschiedlicher Fachgesellschaften ebenso Anwendung, wie die eigens hierfür erstellten Konzepte einer Minimalausbildung für den »Bettenfahrer«.

Grundlagen

Uwe Hecker, Eric Meier

U. Hecker, E. Meier, *Unterwegs im Krankenhaus – Pflegerische Aufgaben beim Patiententransport (Top im Gesundheitsjob)*, DOI 10.1007/978-3-662-53192-1_2
© Springer-Verlag Berlin Heidelberg 2017

2.1   Patiententransport

Der Patiententransport kann im Allgemeinen klar definiert werden. Ein Transport ist »der Vorgang, bei dem Waren oder Personen auf einem bestimmten Weg mit einem Fahrzeug von einem Ort zu einem bestimmten Ziel gebracht werden.« Der innerklinische Transport (Intrahospitaltransport) von Patienten ist folglich der Vorgang, bei dem Personen (Patienten) auf einem bestimmten Weg (innerhalb der Klinik) mit einem Fahrzeug (Bett, Rollstuhl, etc.) von einem Ort (z. B. Station) zu einem bestimmten Ziel (z. B. CT, Röntgen) gebracht werden.

Die Beschreibung des Patiententransports ist damit aber nicht abgegolten. Im Krankenhaus finden tagtäglich enorm viele Transporte von Patienten statt, welche zu differenzieren sind. Diese Unterscheidung ist insbesondere für das Personal, das den Transport vorbereitet, durchführt und nachbereitet wichtig. Grundlegend können Transporte in einer Klinik folgendermaßen unterteilt werden:

- Transporte zwischen Normalstationen,
- Transporte von Normalstation zu Diagnostik bzw. Intervention / OP und zurück,

- Transporte zwischen Überwachungsstationen (IMC/ICU),
- Transporte von IMC bzw. ICU zu Diagnostik, Intervention oder OP und zurück,
- Transporte von IMC bzw. ICU auf Normalstation sowie
- Transporte von Normalstation in den Überwachungsbereich.

Der Vollständigkeit halber ist aber darauf hinzuweisen, dass es auch vielfältige Transporte außerhalb einer Klinik gibt, die ebenso eine Konsequenz auf die Arbeit des betreuenden Pflegepersonals haben. Diese sog. Interhospitaltransporte werden in diesem Buch jedoch nicht beschrieben; es wird ausschließlich die Rolle der Pflegekraft im innerklinischen Patiententransport dargelegt.

2.2   Personalauswahl

2.2.1   Grundlagen der Personalauswahl

Prinzipiell kann gesagt werden, dass der Transport Folge einer ärztlichen Anordnung ist. Ohne geplante Diagnostik, Intervention oder Operation findet kein Patiententransport statt. Auch bei Verlegungen zwischen verschiedenen Stationen und in Bezug auf die Versorgungsintensität (Normalstation, IMC, ICU) findet ein Transport nur nach ärztlicher Anordnung oder Rücksprache statt. Somit besteht ärztlicherseits die Verpflichtung Risiken und Nutzen eines Transports gegenüberzustellen. Dies entbindet die Pflegekraft jedoch nicht davon, bei Zweifeln an der Indikation oder Risikoabwägung, diese entsprechend zu kommunizieren.

Personal mit geringer Qualifikation

Oftmals werden im Transportdienst Personen eingesetzt, welche weder eine medizinische noch pflegerische Ausbildung haben. Regelhaft werden diese nur als »Bettenschieber« eingesetzt, transportieren jedoch auch Patienten innerhalb einer Klinik. Diese Personen sind oftmals weder ausgebildet noch geschult, die Patientensituation zu erkennen oder entsprechende Maßnahmen einzuleiten.

> ▶ Wir, die Autoren, lehnen es grundsätzlich ab, Patienten unabhängig ihres Gesundheitszustands von einem »Bettenfahrer« ohne jegliche Qualifikation transportieren zu lassen. Dies gilt insbesondere für bereits prämedizierte Patienten in den Operationsbereich, IMC- und Intensivpatienten.

Welche Patienten durch einen Transportdienst mit geringfügig qualifiziertem Personal transportiert werden können, wird in den nächsten Abschnitten näher erläutert.

Auch **FSJ'ler** und Personen im Bundesfreiwilligen Dienst (**BufDi**) sind als unqualifiziertes Personal für einen Patiententransport anzusehen. Sie erhalten meist nur eine Einarbeitung in die Stationsabläufe und arbeiten am Patienten in der Regel nur unter Aufsicht einer examinierten Pflegeperson. Von daher sollten von diesem Personenkreis nur »fitte und stabile Patienten« begleitet werden, die unter normalen Umständen, den Transport zu Fuß durchführen können.

Oh, der Knöchel …

Marko, 23 Jahre, ist beim Kicken auf der Neckarwiese in Heidelberg am Samstagvormittag umgeknickt. Im Laufe des Nachmittags schwillt der Fuß immer mehr an und Marko lässt sich von seiner Freundin in die chirurgische Notaufnahme der Uniklinik fahren. Dort wird er nach einer ersten Untersuchung vom FSJ'ler zum Röntgen gefahren.

Krankenpflegeschüler sind ohne entsprechende Aufsicht und Einarbeitung nur bedingt zum Patiententransport geeignet. Krankenpflegeschüler sollte während der praktischen Ausbildung auf Station dringend an die Tätigkeiten im Patiententransport herangeführt werden. Ebenso sollte eine strukturierte Einarbeitung in diesem Bereich erfolgen, um die Krankenpflegeschüler für die Tätigkeiten als examinierte Pflegekräfte zu schulen.

Nachfolgend stellen wir daher verschiedenste Mindestqualifikationen vor.

- **Pflegediensthelfer**

Diese Ausbildung findet in Form eines 4- bis 6-wöchigen Lehrgangs statt, der bereits seit vielen Jahren von verschiedenen Hilfsorganisationen, etwa dem Deutschen Roten Kreuz (DRK) oder dem Malteser Hilfsdienst (MHD), angeboten wird. Der Lehrgang besteht im Prinzip aus zwei Teilen: Nach einem theoretischen Block von mehrere Wochen (Gesamtstundenzahl ca. 80–150) findet im Anschluss daran oder begleitend ein Praktikum, meist in einer Altenpflegeeinrichtung, statt. Inhalt der Ausbildung ist die Vermittlung von praktischen Fertigkeiten in der Grundpflege, Verbände, Erste Hilfe, Lagerung im Krankenbett, Essen anreichen, Körperpflege im Bett u. ä. Von den 120 Stunden des Lehrgangs werden 55 Stunden im Lehrsaal praktisch geübt.

Das Pflegepraktikum umfasst in Vollzeit etwa 14 Tage, um die erlernten Handgriffe in der Praxis zu festigen. Die Prüfungen werden sehr unterschiedlich gehandhabt und unterliegen verbandsinternen Regelungen.

Bei Arbeitslosen werden die Lehrgangsgebühren in der Bundesrepublik Deutschland (BRD) oft von der Bundesagentur für Arbeit als »Orientierungsmaßnahme« übernommen, um die Eignung für einen Pflegeberuf festzustellen (Stand: 2006). Es ist auch durchaus denkbar, solche

Kurse als Krankenhaus anzubieten, um zum einen Personal für diese Aufgabe zu gewinnen, oder Angehörige auf die Pflege daheim im Rahmen eines Entlassungsmanagements des Patienten vorzubereiten. Ebenso ist es vorstellbar Mitarbeiter des FSJ oder BufDis mit solchen Lehrgängen zu qualifizieren.

Diese Lehrgänge sind eine »Basisqualifikation« für die Gesundheitsfachberufe. Sie bieten ein ideales Sprungbrett in die Berufswelt der Pflege und Medizin, weil die damit verbundenen Hilfstätigkeiten einen Einblick in die angestrebten Berufe erlauben.

■ **Rettungshelfer (RH) und Rettungssanitäter (RS)**

Der Lehrgang richtet sich nach den »Grundsätzen zur Ausbildung des Personals im Rettungsdienst« des Bund-Länder-Ausschusses »Rettungswesen« vom 20.09.1977. Er ist in den meisten Bundesländern in seinem Umfang durch die Nennung in den jeweiligen Landesrettungsdienstgesetzen geregelt, nicht jedoch durch ein Bundesgesetz! Der Rettungssanitäterlehrgang stellt im Vergleich zur Rettungsassistentenausbildung keine abgeschlossene Berufsausbildung dar. Angeboten wird der Lehrgang von nahezu allen großen Hilfsorganisationen und privaten Rettungsdienstschulen. Er umfasst 520 Stunden und gliedert sich in vier Teile. Der Rettungshelferlehrgang ist auf 340 Stunden verkürzt.

– Zunächst werden in 160 Stunden theoretische Grundlagen vermittelt. Sie behandeln Inhalte aus den Bereichen Anatomie und Physiologie, allgemeine Krankheitslehre und Maßnahmen der Notfallmedizin. Spezielle Notfallkenntnisse zu wichtigsten Fachgebieten (innere Medizin, Chirurgie, Neurologie, Psychiatrie, Pädiatrie etc.) runden die medizinische Qualifikation ab. Darüber hinaus werden weitere Themen zur Struktur des Rettungsdienstes sowie rechtliche und technische Inhalte gelehrt. Praktische Trainingsein-

heiten der Notfalltechniken sind ebenfalls ein wichtiger
Bestandteil der Ausbildung.

— Weitere 160 Stunden entfallen auf ein klinisches
Praktikum, das in den Bereichen Notfallambulanz,
Intensivstation und Anästhesie zu absolvieren ist. Es
dienst dazu, die praktischen Fähigkeiten wie das Vorbereiten einer Infusion, Assistenz bei der Intubation,
Umgang mit Medikamenten, Patientenüberwachung,
(klinische) Patientendokumentation etc. zu vermittelt
und zu festigen.

— Ebenso erfolgt ein 160-stündiges Praktikum im
Rettungsdienst und Krankentransport.

— Als letzter Teil der Ausbildung folgt ein Abschluss-
lehrgang im Umfang von 40 Stunden mit anschließender Prüfung mit schriftlichen, mündlichen und
praktischen Teilen. Dieser entfällt beim Rettungshelfer.

▪ Altenpflegehelfer (APH)

Die Berufsbezeichnung in der Altenpflegehilfe ist nur in den
Bundesländern Hessen, Nordrhein-Westfalen und Baden-
Württemberg ein per Landesgesetz geregelter Gesundheitsfachberuf mit einjähriger Ausbildung. Die Qualifikation
zielt darauf in stationären Einrichtungen (z. B. Alten- und
Pflegeheim, Krankenhaus), in teilstationären Einrichtungen
(z. B. Tagespflegeheim) oder ambulanten Pflegediensten tätig werden zu können. Sie unterstützen die examinierten
Fachkräfte bei der Pflege und Betreuung kranker, pflegebe-
dürftiger und bzw. oder behinderter alter Menschen. Die
Lernbereiche vermitteln Wissen aus den Bereichen Alten-
und Krankenpflege, Gesundheits- und Krankheitslehre, Psychiatrie, Arzneimittellehre, Gerontologie, Aktivierung und
Rehabilitation, Berufs- und Rechtskunde. Die Ausbildung
erfolgt in enger Kooperation zwischen Schule und Praxis.
Die einjährige Ausbildung besteht aus 700 (in Hessen), 750
(in Nordrhein-Westfalen) oder 720 (Baden-Württemberg)

theoretischen und fachpraktischen Unterrichtsstunden an einer Altenpflegeschule sowie 900 (Baden-Württemberg: 850) praktische Ausbildungsstunden. Sie schließt mit einer staatlichen Prüfung und staatlichen Anerkennung durch die zuständige Behörde (Regierungspräsidium bzw. Bezirksregierung) ab.

- ■ Gesundheits- und Krankenpflegehelfer

Ebenso wie der Altenpflegehelfer ist auch der Gesundheits- und Krankenpflegehelfer oder staatlich geprüfter Krankenpflegehelfer ein auf landesrechtliche Ebene seit 2004 geregelter Gesundheitsfachberuf, jedoch mit zweijähriger Ausbildungsdauer. Zuvor war die Ausbildung durch das Krankenpflegegesetz bundeseinheitlich geregelt. Pflegehelfer übernehmen Pflegetätigkeiten in Eigenverantwortung oder in Absprache mit den Pflegefachkräften, v. a. im Bereich der Grundpflege. Hierzu gehören Aufgaben wie die Lagerung, Hilfe bei der Nahrungsaufnahme, den Toilettengang, Begleitung, Körperpflege, Richten der Betten sowie Schreibarbeiten, Dokumentation, Beschäftigungsangebote, hauswirtschaftliche Hilfe und Hygiene.

Die zweijährige Ausbildung zum Gesundheits- und Krankenpflegehelfer soll die Kenntnisse, Fähigkeiten und Fertigkeiten für die Versorgung der Kranken sowie die damit verbundenen hauswirtschaftlichen und sonstigen Assistenzaufgaben in Stations-, Funktions- und sonstigen Bereichen des Gesundheitswesens vermitteln (Ausbildungsziel). Die Ausbildung umfasst in der Regel über 500 Stunden theoretische Ausbildung und über 1.100 Stunden praktische Ausbildung in einer Klinik. Am Ende der Ausbildung findet eine praktische und mündliche Abschlussprüfung vor einem staatlichen Prüfungsausschuss statt.

Solche Gesetze gibt es in Baden-Württemberg, Bayern, Brandenburg, Hamburg, Hessen, Niedersachsen, Rheinland-Pfalz, Saarland, Sachsen und Sachsen-Anhalt. In den

Bundesländern Hessen und Nordrhein-Westfalen gibt es seit
2006 eine einjährige Berufsausbildung zum »staatlich aner-
kannten Altenpflegehelfer«. Die Ausbildung entspricht im
Wesentlichen der Ausbildung zum Krankenpflegehelfer.

In jedem Fall ist die Berufsbezeichnung geschützt und
bundesweit anerkannt, d. h., auch in den Bundesländern, in
denen keine Gesundheits- und Krankenpflegehilfeausbil-
dung angeboten wird, können Krankenpflegehelfer tätig
werden.

> ❯ Unabhängig der Qualifikation des Personals sollte im
> Rahmen der Einarbeitung in der Klinik und in jährli-
> cher Wiederholung den Mitarbeitern eines Patien-
> tentransportdiensts eine Schulung der Herz-Lungen-
> Wiederbelebung (Basic-Life-Support, BLS) verpflich-
> tend angeboten werden.

Qualifiziertes Personal

Gesundheits- und Krankenpflegepersonal wird im Rahmen
der Ausbildung darauf vorbereitet, den Gesundheitszustand
des Patienten einzuschätzen und zu kontrollieren. Gleiches
gilt für Rettungsassistenten (RettAss) und Notfallsanitäter
(NotSan). Alle drei Berufsbilder stellen außerdem Berufs-
ausbildungen dar, die mit einer Staatsprüfung enden und
somit bundeseinheitlich geregelt sind.

Für einen Transport ist es wesentlich den Patienten auf
seinen Zustand hinsichtlich der Vitalwerte, der Neurologie
und seiner Schmerzen beurteilen zu können. Dies sind Auf-
gabenfelder, die durch examiniertes Personal, auch im Stationsalltag durchgeführt wird. Somit unterscheiden sich
lediglich der Ort und die Situation der Durchführung.

2.2.2 Durchführung des Patienten-transports in Bezug auf die Personalkompetenz

Immer mehr Kliniken organisieren Patiententransportdienste, welche innerhalb der Klinik die Patienten transportieren. Jedoch fallen nur bestimmte Transporte unter deren Aufgabengebiet. Meist sind es Fahrten zu Untersuchungen oder Interventionen oder oftmals auch Fahrten zum OP. Wie die jeweilige Qualifikation der Mitarbeiter im Transportdienst ist, wird in sehr Praxis sehr unterschiedlich gehandhabt. Die oben genannten Ausbildungsmöglichkeiten haben die verschiedenen Qualifikationsebenen bereits beleuchtet.

Die Etablierung von solchen Transportdiensten ist v. a. aufgrund zunehmender ökonomischer Zwänge notwendig. Es ist somit wichtig, sich über die Möglichkeiten und Qualifikationen der Mitarbeiter im Transportdienst zu informieren. Oftmals werden pauschal alle Patienten einem Transportdienst zugeordnet. Bei dem Betrachten der Rechtslage fällt auf, dass es zu juristischen Problemen kommen kann, sofern Komplikationen oder Schäden auftreten. Die führenden Fachgesellschaften verlangen nicht mehr, dass ein Patient ausschließlich durch examinierte Pflegekräfte transportiert und begleitet wird. Von daher muss diese Entscheidung, ob ein Patient durch einen geringfügig qualifizierten Transportdienst oder eine examinierte Pflegekraft transportiert wird, von Fall zu Fall neu entschieden werden. Ausnahme bildet hierbei der Intensivtransport. Dieser ist, wie im ▶ Kap. 11 beschrieben, zwingend von examinierten Pflegekräfte und entsprechenden Ärzten zu begleiten, hier spielen die Mitarbeiter eines Transportdienstes nur ein untergeordnete Rolle. Ebenso können die nachfolgenden Beschreibungen auch nicht auf besondere Patientengruppen, wie z. B. Kinder übertragen werden.

Patienten welche zu einer Operation transportiert werden sollen und prämediziert sind, bedürfen einer situationsgerechten Betreuung und Überwachung. Es kann jedoch nicht pauschalisiert gesagt werden, dass jeder Patient mit Prämedikation nur durch examiniertes Personal transportiert werden darf. Es gilt jeden Fall individuell abzuwägen. Grundsätzlich kann gesagt werden, dass Patienten mit einem höheren Risiko an Komplikationen, bedingt durch ihre Grunderkrankung, von entsprechend qualifiziertem Personal transportiert werden sollten. Gleiches gilt bei Patienten, welche durch die Prämedikation bewusstseinseingetrübt sind. Alle anderen Patienten können unter der Voraussetzung, dass das Transportteam frühzeitig Probleme erkennt und lebensrettende Sofortmaßnahmen einleiten kann, bis ein entsprechendes Notfallteam vor Ort ist, von Mitarbeitern des Transportdienstes zu einer Operation gebracht werden.

2.3   Patientenvorbereitung

Wichtigster Punkt in der Transportvorbereitung ist zweifelsfrei die frühzeitige Information des Patienten. Unabhängig der Indikation hierzu ist der Patient zu den Maßnahmen einer Untersuchung oder Operation mindestens 24 Stunden vorher aufzuklären, um die Möglichkeit zu erhalten, dieser Maßnahme zuzustimmen und mit sich selbst und seinen Angehörigen auszumachen und zu besprechen. Dies bildet gleichzeitig die Grundlage der Vertrauensbasis von der sowohl der Patient als auch das therapeutische Team profitieren.

Zu den allgemeinen Vorbereitungsmaßnahmen zählen auch all diejenigen, die der Patientensicherheit dienen. Hierzu gehört auch ein Screening, das die nachfolgend genannten Punkte beinhalten sollte und als Entscheidungshilfe dient, ob der Transport durch geringfügig qualifiziertes Personal durchgeführt werden kann:

- Richtige Patientenidentität,
- Transportindikation,
- Transportziel,
- Patientendokumente vollständig und unterschrieben (Einwilligung, Aufklärung),
- Vitalwertkontrolle (Blutdruck stabil, keine Blutzuckerschwankungen),
- keine kreislaufunterstützenden Medikamente,
- O_2-Gabe ≤3 l/min,
- keine unklare Veränderung der Bewusstseinslage innerhalb der letzten 24 h,
- Mobilität gewährleistet (Patient kann beim Umlagern mithelfen).

Zusätzlich bei Patienten die zu einer Operation anstehen:
- Glasgow-Koma-Skala (GCS) ≥12 Punkte, dies gilt insbesondere für prämedizierte Patienten zum Transport in den OP!
- ASA-Klasse 1–3 (Risikoklassifikation der American Society of Anesthesiologists) sowie
- keine Vorerkrankungen, die auf einen schwierigen Atemweg hinweisen.

> **Praxistipp**
>
> Können diese Punkte nicht zweifelsfrei positiv beantwortet werden oder besteht auch nur der Verdacht darauf, dass der Patient nach der Diagnostik direkt dem OP zugeführt wird, ist der Transport mindestens durch eine vollexaminierte Pflegekraft zu begleiten.

Ist das wirklich Herr Müller?

Herr Schulze ist als BuFDi im Klinikum Mannheim tätig und soll Herrn Müller von der Geriatrie in die Röntgenabteilung transportieren. Da Herr Schulze noch neu ist und während seiner Einarbeitung eine Screening-Checkliste erhalten hat, beginnt er diese abzuarbeiten. Nach den ersten Fragen an den Patienten, ist er sich jedoch nicht mehr sicher, ob es sich bei Herrn Müller wirklich um Herrn Müller handelt, da dieser nicht adäquat antwortet und beschließt zunächst mit der zuständigen Pflegekraft Rücksprracht zu halten.

Auf die weiteren spezifischen Vorbereitungsmaßnahmen wird in den jeweiligen Kapitel Bezug genommen.

2.3.1 Transport aus dem Aufwachraum

Anders gestaltet sich der Transport vom Aufwachraum (AWR) zurück auf die Normalstation. Der im Aufwachraum diensthabende Anästhesist ist dafür verantwortlich, die Patientensituation entsprechend einzuschätzen und die Verlegungskriterien zu prüfen. In jeder Klinik ist entsprechend festzulegen, wer für den Transport zuständig ist. Oftmals ist die Station, auf welcher der Patient liegt, sowohl für die Organisation des Transportes in den OP und auch zurück auf die Station zuständig. Aus diesem Grund muss der Anästhesist des Aufwachraums dafür Sorge tragen, dass der Patient entsprechend qualifiziert transportiert wird. Auch hier kommt es auf die individuelle Patientensituation an.

Kleinere, operative Eingriffe in Lokalanästhesie können je nach Zustand und Begleiterkrankungen des Patienten auch von einem Transportdienst durchgeführt werden. Patienten nach einer Vollnarkose sollten grundsätzlich mittels qualifizierten Personals aus dem Aufwachraum auf die Normalstation transportiert werden. Zumal die betreuende

Pflegekraft eine umfassende Übergabe von dem Personal im Aufwachraum erhalten sollte, um Informationsverluste zu vermeiden (Biermann 2008).

2.3.2 Transport zu einer Untersuchung

Anders verhält es sich bei Transporten zu einer Untersuchung. Soll ein Patient lediglich einer elektiven Untersuchung unterzogen werden, kann der Transport meist durch einen Transportdienst mit geringer Qualifikation durchgeführt werden. Hierbei gilt es zu beachten, dass die Voraussetzungen für die Untersuchung gegeben sein müssen. Diese müssen durch die zuständige Pflegekraft oder den ärztlichen Dienst vor Beginn des Transports geprüft werden. Sollte während einer solchen Maßnahme eine Sedierung des Patienten notwendig werden, ist durch den zuständigen Arzt diese Information an die Station zu geben und der Rücktransport sollte durch entsprechend qualifiziertes Personal durchgeführt werden.

2.3.3 Verlegung zwischen Stationen

Verlegungen zwischen Stationen sollten grundsätzlich durch die betreuende Pflegekraft durchgeführt werden. Unterstützt werden kann sie durch Bettenschieber, Krankenpflegeschüler oder Pflegehelfer. So ist sichergestellt, dass alle notwendigen pflegerischen Informationen übergeben werden. Verlegungen sollten entsprechend vorgeplant werden, um sowohl der übergebenden als auch übernehmenden Pflegekraft Zeit für die entsprechenden Vorbereitungen zu geben. Verlegungen zwischen verschiedenen Normalstationen sind in der Regel selten und benötigen einen relativ geringen Aufwand. Verlegungen zur Intensiv- oder IMC-Station, insbesondere in zeitkritischen Fällen sind aufwändiger und meist unter Zeitdruck durchzuführen. Vor diesem Hintergrund werden alle notwendigen Vorbereitungen ▶ Kap. 8 dieses Buches näher erläutert.

2.4   Ablauf eines Patiententransports

Patiententransporte entstehen oftmals durch die Notwendigkeit einer Untersuchung, Intervention oder einer Operation. Als wichtigste Vorbereitung eines Transports ist die Information des Patienten zu nennen. Ein Patient muss frühzeitig über den geplanten Transport informiert werden, ggf. ist sein Einverständnis zu Untersuchungen einzuholen. Besondere Verhaltensweisen (z. B. Kontrastmitteleinnahme, Nahrungskarenz) sind dem Patienten frühzeitig mitzuteilen bzw. zu überwachen. Bei Transporten zu länger andauernden Untersuchungen oder Interventionen, insbesondere während der Besuchszeiten, sollten je nach Wunsch des Patienten auch die Angehörigen frühzeitig informiert werden, um so Verunsicherung vorzubeugen.

In den meisten Fällen ist eine gewisse Vorlaufzeit zum Transport vorhanden. Diese sollte dafür genutzt werden, entsprechend notwendige Vorbereitungen zu treffen. Steht ein Transportdienst in der Klinik zur Verfügung, so ist dieser frühzeitig mit dem geplanten Starttermin zu informieren.

Ist der genaue Untersuchungstermin bekannt oder wird der Patient entsprechend abgerufen, so ist der zeitliche Verzug möglichst gering zu halten. Durch »Leerlaufzeiten« in der Radiologie oder im OP kann es zu hohen finanziellen Einbußen für eine Klinik kommen. Aus diesem Grund benötigen sowohl die Pflegekräfte auf Station eine genaue Angabe der geplanten Uhrzeit, als auch eine frühzeitige Information, wenn sich dieser verschiebt. Aber auch der Transportdienst muss geplante Zeiten einhalten oder frühzeitig darüber informieren, dass eine geplante Zeit nicht eingehalten werden kann. Eine zentrale Koordinierungsstelle für Patiententransporte innerhalb einer Klinik sollte vorhanden sein, um genau solche Zeitverzögerungen zu vermeiden.

Die reine Transportdauer ist in den meisten Kliniken pauschal definierbar. Jedoch sollte eine Kontrolle der notwendigen Materialien und Unterlagen in die Berechnung der Transportdauer mit einbezogen werden. Ist der Patient für die Diagnostik, Intervention oder Operation abgerufen und der Transportdienst entsprechend informiert, so sollte die Pflegekraft alle notwendigen Vorbereitungen treffen und Unterlagen entsprechend bereitlegen. Dann steht dem Transport des Patienten nichts mehr im Wege.

Bei Beginn des Transports sollte, sofern dieser durch einen Transportdienst durchgeführt wird, eine kurze mündliche Übergabe erfolgen, um zumindest die Patientendaten und das Transportziel abzugleichen. Erst danach sollte der Transport gestartet werden. Wäre das erfolgt, hätte BufDi Schulz aus dem Beispiel in ▶ Abschn. 2.3 nicht extra die Pflegekraft von Herrn Müller suchen müssen, um die Patientenidentität zu klären.

Wird der Transport durch die betreuende Pflegekraft durchgeführt, sollte auch hier aus Gründen der Patientensicherheit im Krankenhaus nochmals ein Datenabgleich durchgeführt werden.

Nach Ankunft bei der Diagnostik bzw. Intervention oder an der OP-Schleuse muss der Patient entsprechend angemeldet werden. Danach wird er in die Obhut des jeweiligen Fachbereichs übergeben. Dieser ist ab diesem Zeitpunkt für den Patienten und die Patientensicherheit zuständig.

Bevor die Diagnostik oder Intervention erfolgt, muss geklärt sein, wer für den Rücktransport des Patienten zuständig ist. Entweder wird von der Diagnostikeinrichtung der Transportdienst oder die Station des Patienten informiert. Wurde eine Intervention durchgeführt, muss zwingend eine Übergabe über die Art der Intervention, Verhaltensmaßnahmen und Kontrollen durchgeführt werden. Diese müssen sowohl zwischen dem ärztlichen Dienst als auch mit der Pflege kommuniziert werden. Eine Übergabe an den unqualifizierten Transportdienst ist nicht praktikabel und kann zu Missverständnissen führen. Ein kurzes Patientenbegleitblatt mit allen notwendigen Anordnungen und Informationen kann eine mündliche Übergabe je nach Intervention teilweise ersetzen. Im Zweifel sollte nach Ankunft des Patienten auf der Station und bei weiteren Fragen eine telefonische Rücksprache gehalten werden!

Sobald der Patient wieder auf Station ist, sollte kurz eine Sichtung des Patientenzustands erfolgen. Diese umfasst sowohl die Bewusstseinslage als auch die Vitalwerte »Blutdruck« und »Puls«. In Abhängigkeit der Intervention und deren Umfang sollte auch eine Wund- und Drainageninspektion erfolgen.

2.5   Möglichkeiten des Transportes

Der Patient kann grundsätzlich durch verschiedene Arten transportiert werden. Als erstes wäre der gehende Patient zu nennen. Dies ist möglich, wenn der Patient entsprechend mobil ist und die Untersuchung weder eine Sedierung noch Analgesie erfordert. Bestes Beispiel hierfür ist das oftmals durchgeführte Röntgen des Thoraxes. Ist der Patient orientiert und entsprechend compliant, kann er zu dieser Untersuchung auch selbstständig gehen, fällt somit aber nicht unter die Begrifflichkeit des Patiententransports.

Eine weitere Möglichkeit einen Patiententransport durchzuführen ist der Transport im Sitzen mittels Rollstuhl. Dies sollte v. a. bei Patienten durchgeführt werden, die weniger mobil sind oder Verletzungen an den unteren Extremitäten haben, z. B. unserer Kicker von der Neckarwiese. Somit wird ein sicherer und schneller Transport ermöglicht. Patiententransporte im Rollstuhl sollten immer durch Personal begleitet werden, damit der Patient bei Problemen Hilfe erhalten kann.

Die letzte Möglichkeit eines Patiententransports im Krankenhaus ist der liegende Transport im Bett oder auf einer Lafette. Dieser ist entsprechend aufwändig und benötigt zeitweise mehr als nur eine Person im Transportdienst. Hierbei sind v. a. die baulichen Gegebenheiten zu berücksichtigen. Nicht immer passt ein Patientenbett durch jede Tür in einem Untersuchungsraum. Manchmal ist eine Umlagerung auf eine Untersuchungsliege erforderlich. Je nach Mobilität des Patienten benötigt dieser dabei Unterstützung. Dies muss im Vorfeld bekannt und geklärt sein.

> **Praxistipp**
>
> Für einen Patiententransport immer die Möglichkeit mit der meisten Sicherheit wählen. Dabei die Gegebenheiten im Krankenhause (Breite von Türen, Aufzügen, etc.) beachten!

2.6 Transporttrauma

Ein Transport bedeutet unabhängig vom Patientenzustand immer Stress und Gefahren für einen Patienten. Aus diesem Grund ist es wichtig die jeweiligen Gefahren eines Transports zu kennen und diese zu verhindern. Das Transporttrauma kommt ursprünglich aus dem Interhospitaltransport und dem Rettungsdienst. Jedoch bestehen diese Gefahren auch im intrahospitalen, also innerklinischen Patiententransport. Das Transporttrauma beschreibt alle schädigenden Einwirkungen und Ereignisse, welche auf den Patienten

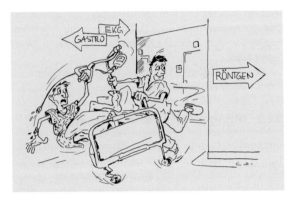

■ **Abb. 2.1** Transporttrauma durch Unachtsamkeit

einwirken. Diese können sowohl das subjektive Empfinden und die Gesundheit des Patients beeinflussen.

Die Ursachen des Transporttraumas sind verschieden, von daher gilt es eine Unterteilung zwischen den verschiedenen Faktoren durchzuführen. Wichtig ist dabei zu nennen, dass alle Faktoren mit Ausnahme des Spontanverlaufs der Erkrankung beeinflussbar sind.

2.6.1   Inadäquate Transportbedingungen

Inadäquate Transportbedingungen beschreiben, wie der Name schon sagt, die Transportbedingungen. Dies kann beim Transport von IMC oder Intensivpatienten bedeuten, dass eine Überwachung nicht kontinuierlich fortgeführt wird oder die Beatmung über eine nicht dafür geeignete Art und Weise durchgeführt wird (z. B. Handbeatmungsbeutel). Ebenso ist die personelle Qualifikation zu nennen, welche zu inadäquaten Transportbedingungen führen kann. Für den

Transport von Patienten im Bereich der Normalstation kann z. B. eine falsche Transportweise genannt werden. Beispiele dafür sind z. B. der gehende Transport bei Patienten, welche die Strecke vermutlich nicht überwinden können oder ein sitzender Transport bei Patienten mit Bettruhe.

2.6.2 Missgeschicke und Zwischenfälle

Missgeschicke treten meist in spezifischen Situationen im Patiententransport auf. Dazu gehören v. a. Lagerungs- und Umlagerungsmaßnahmen, Mobilisationsmaßnahmen sowie die Benutzung von Aufzügen. Dabei ist auch ein wichtiger Fokus auf die personelle Qualifikation zu legen, denn die Missgeschicke und Zwischenfälle sind oftmals auf den Faktor »Mensch« zurückzuführen. Die Literatur beschreibt eine Häufigkeit von bis zu 35% von Missgeschicken und Zwischenfälle (Poloczek u. Madler 2000). In der Regel führt ein einzelnes Missgeschick nicht zu einer Patientenschädigung. Erst wenn dieses, z. B. durch fehlende Qualifikation, nicht rechtzeitig erkannt wird, können mehrere Missgeschicke zu einem entsprechenden Zwischenfall führen. Von daher ist auch Kontrollmechanismen ein hoher Stellenwert zuzurechnen. Die häufigsten Missgeschicke beim Patiententransport sind (Hecker 2012):

- Fehlerhafte oder unterlassene Sicherung von Patienten, Personal oder Equipment (z. B. Bett nicht gebremst abgestellt; Rollstuhl ohne Fußrasten; Perfusoren oder Infusomaten nicht gesichert),
- lückenhafte Überwachung (z. B. falsch gewählte Alarmgrenzen beim Intensivtransport; prämedizierter, somnolenter Patient einfach vor der Schleuse abgestellt),
- Fehlbedienung von Geräten (z. B. Berufsanfänger auf IMC oder ICU mit Transportrespirator; PCA oder Infusionspumpe auf Normalstation),

— Diskonnektion, Dislokation, Abknicken von
Schläuchen, Drainagen, Zuleitungen und Sonden
(z. B. Blasenkatheter, Infusionsnadel),

— fehlendes Reservematerial, insbesondere bei
Verlegungen von oder zur IMC bzw. ICU.

> Kontrollmechanismen, die dafür sorgen können,
dass aus einem einzelnen Missgeschick kein Zwischenfall wird, sind besonders wichtig. Aus diesem
Grund ist eine gründliche und permanente Sichtung
des Patienten sowie entsprechend qualifiziertes
Transportpersonal von hoher Bedeutung.

Kontrolle sollte sein

Dr. Sorglos und Frau Lustig wollen die 12-jährige intubierte
Fatima von der Kinderintensivstation ins CT begleiten. Alle
Unterlagen liegen zusammen mit dem Transportmonitor am
Fußende des Bettes, die Beatmung ist auf das Transportbeat-
mungsgerät umgestöpselt worden, alle anderen Zuleitungen
sind diskonnetiert – und los geht's. Im Fahrstuhl fällt Dr. Sorglos auf, dass er die Füllung der O_2-Flasche nicht kontrolliert hat
und sagt das zu Frau Lustig, die dazu sagt: »*Hauptsache, wir
bleiben jetzt nicht im Fahrstuhl stecken.*« … Bei dem Gedanken
wird Dr. Sorglos doch etwas blass um die Nase.

2.6.3   Transportstress

Transportstress tritt v. a. in Zusammenhang mit Angst, Er-
schütterung und Schmerzen im innerklinischen Transport
auf. Auch hier gilt es, den Patiententransport auf Normalstation mit einzubeziehen, da diese patientenbezogenen Faktoren auch dort auftreten können. Dies beginnt z. B. mit Angst
vor einer geplanten Operation und steigert sich während des
Transports zur OP-Schleuse zunehmend. Auch Schmerzen

während des Transports vom Aufwachraum zur Normalstation und Erschütterungen z. B. beim Einfahren in den Aufzug gilt es zu beachten. Einfache Möglichkeiten zur Reduktion des Transportstresses sind z. B. Vorstellen des Transportteams sowie eine ausführliche Aufklärung über den Transport. Der Einsatz und die rechtzeitige Applikation der Prämedikation vor Operationen und ausreichende Analgesie vor geplanten Transporten bei Patienten mit Schmerzen reduzieren den Transportstress ebenso wie der sinnvolle Einsatz von Koanalgetika bei chronischen Schmerzpatienten.

Auch die Umlagerung auf einen Untersuchungstisch kann je nach Grunderkrankung zu Schmerzen führen! Für den Intensiv- und IMC-Bereich ist zu beachten, dass eine entsprechende Analgosedierung durchgeführt wird und diese über die vorhandenen Scores kontrolliert wird. Auch ein Intensivpatient ist über die entsprechenden Maßnahmen ausführlich zu informieren, auch wenn er gut sediert erscheint (Hecker 2012).

2.6.4 Spontanverlauf der Erkrankung

Unter dem Spontanverlauf der Erkrankung wird eine plötzliche Verschlechterung der Patientensituation verstanden. Diese kann nicht nur im Intensivbereich auftreten sondern auch im Bereich der Normalstation. Die Gründe für eine Verschlechterung der Patientensituation können vielfältig sein. Beispiel hierfür kann ein Kreislaufversagen aufgrund einer Hypovolämie nach Umlagerung in einen Rollstuhl sein. Ein weiteres Beispiel kann ein Transport zur Untersuchung zur Fokussuche bei präseptischen Patienten sein, die während oder nach einer Intervention septisch Einschwemmen und eine Kreislaufdepression entwickeln.

Insbesondere im Intensivbereich ist ein solcher Spontanverlauf häufig zu beobachten und erfordert schnelles und routiniertes Eingreifen des Transportteams. Zur Verhinderung eines solchen sollten Transportindikationen frühzeitig gestellt und entsprechend organisiert vorbereitet werden! Im ▶ Kap. 11 wird nochmals genauer auf Transportindikationen und Risiken eingegangen. Soviel sei bereits jetzt gesagt: Zeitweise müssen auch instabile Patienten als Ultima-ratio-Lösung transportiert werden.

2.7   Organisationsprinzipien

Im Patiententransport gibt es verschiedene Organisationsprinzipien, welche hier kurz erläutert werden sollen. Sie stammen aus dem Interhospitaltransport, finden jedoch auch innerklinisch Anwendung.

Bring-Prinzip Das Bring-Prinzip beschreibt den Patiententransport dahingehend, dass der Patient von der entsprechenden Station zum Ziel gebracht wird. Dabei ist es nicht relevant, ob das Ziel nun eine andere Station, Diagnostikeinrichtung oder der OP ist. Die Station ist für die Organisation des Transports zur vorgegebenen Zeit verantwortlich.

Hol-Prinzip Dieses steht im umgekehrten Kontext zum Bring-Prinzip. Der Patient wird von der Diagnostikeinrichtung, dem OP o. ä. abgeholt und dem entsprechenden Ziel zugeführt.

Meist wird im innerklinischen Transport das Bring-Prinzip angewandt. Die zuständige Station sorgt für den Transport des Patienten zur entsprechenden Diagnostik oder Intervention oder dem OP. In seltenen Fällen wird der Patient danach entsprechend von einem anderen Bereich wieder zurückgebracht.

Praxistipp

Eine Mischung aus beiden Prinzipien ist ein zentraler Transportdienst. Dieser holt Patienten auf der Station ab und bringt sie nach erfolgter Diagnostik wieder zurück.

2.7.1 Transportorganisation aus ökonomischer Sicht

Der OP Bereich ist einer der kostenintensivsten Bereiche eines Krankenhauses, hier werden jedoch auch mitunter die größten, abrechnungsfähigen Erträge geschaffen. Aus diesem Grund ist es ein wesentliches Ziel, die Stillstands- oder Verzögerungszeiten im Operationsbereich möglichst gering zu halten.

Wichtig sind hierbei im Patiententransport genaue Zeiten zur Abgabe des Patienten einzuhalten. In einer Untersuchung der Universitätsmedizin Charité Berlin konnte festgestellt werden, dass durch eine schlechte bzw. fehlerhafte Transportorganisation und -durchführung in einigen Fällen die Freigabe zur Operation verzögert wurde. Insbesondere im Bereich des Patiententransports sollte, so die die Autoren, eine Optimierung von Prozessen stattfinden, um diese Verzögerungen möglichst gering zu halten (Unger 2008).

Dies hat weitreichende Folgen für Pflegekräfte auf Station sowie einen evtl. vorhandenen Transportdienst. Besonders für den ersten OP-Punkt auf dem Operationsplan wird in der Regel kein Abruf von Seiten der Anästhesie erfolgen. In den meisten Kliniken besteht diesbezüglich eine Regelung, dass die Patienten, welche als erstes auf dem OP-Plan stehen zu einer vorgegebenen Uhrzeit an der OP-Schleuse bereitstehen. Von daher ist eine genaue Planung der Patiententransporte wichtig. Am Abend vorher sollten spätestens die Aufträge zum Patiententransport beim Transportdienst mit genauer Uhrzeit eingegangen sein. Sollte kein Transportdienst vorhanden sein, so ist der Transport dementsprechend durch die zuständige Pflegekraft durchzuführen.

Als erste Tätigkeit im Frühdienst, ggf. als letzte Tätigkeit im Nachtdienst, sollte der Patient entsprechend vorbereitet werden, sodass der Transport pünktlich starten kann. Eine rechtzeitige Gabe der Prämedikation sorgt dafür, dass diese bis zum Transportbeginn auch eine Wirkung entfalten kann. Sollte es zu Verzögerungen im Ablauf kommen (z. B. Patient nicht nüchtern oder nicht entsprechend vorbereitet) ist eine sofortige Rückmeldung an den OP-Koordinator erforderlich, um ggf. eine Änderung des OP-Plans durchführen zu können.

> **Sollte der Transportdienst nicht zur vereinbarten Uhrzeit anwesend sein, so sollte der Transport durch das Pflegepersonal durchgeführt werden, um Verzögerungen im OP-Ablauf zu verhindern.**

Ähnlich verhält es sich mit Transporten zu bestimmten Untersuchungen oder Interventionen. Beispiele hierfür können MRT-Untersuchungen oder Bestrahlungstermine sein. Auch hier kommt der Transportorganisation ein wesentlicher Faktor zur Verhinderung von Stillständen zu. In Zeiten knapper Finanzierung von Krankenhäusern ist es ein wesentlicher Aspekt, die vorhandenen Gerätschaften und Kapazitäten entsprechend auszunutzen, um einen maximalen Ertrag zur Finanzierung des Krankenhausbetriebs erzielen zu können.

Zur effektiven Ausnutzung der vorhandenen, kostenintensiven Gerätschaften muss der Transport des Patienten entsprechend optimal organisiert sein, um die Zeiten des Leerlaufes möglichst gering zu halten. Natürlich ist dies nicht in allen Fällen immer möglich, jedoch sollte der Fokus darauf gelegt werden.

Literatur

Biermann E (2008) BDAktuell JUS-Letter. Anästh Intensivmed 49: 165–168

Hecker U, Schramm C (2012) Praxis des Intensivtransportes, 1. Aufl. Springer, Berlin Heidelberg

http://www.brd.nrw.de/gesundheit_soziales/sozialwesen/Ausbildung_in_der_ Altenpflegehilfe1.html#wielange Abruf vom 16.03.2016.

http://www.lv-oldenburg.drk.de/drk170.php Abruf vom 10.05.2016

https://www.malteser.de/erste-hilfe-und-pflege-kurse-buchen/schwestern-helferin-pflegediensthelfer.html Abruf vom 10.05.2016

http://www.rettungsdienst-akademie.de/ausbildung/rettungssanitaeter-in/ Abruf vom 16.03.2016

http://www.rv.hessenrecht.hessen.de/lexsoft/default/hessenrecht_rv.html?pid =Dokumentanzeige&showdoccase=1&js_peid=Trefferliste&documentnu mber=1&numberofresults=34&fromdoctodoc=yes&doc.id=jlr-AltenpflGHE2007rahmen%3Ajuris-lr00&doc.part=X&doc.price=0.0&doc. hl=1#docid:3207960,5,20160217 Abruf vom 16.03.2016

http://www.schulenfuersozialeberufe.de/filerepository/ RKmLW5tVKXVvZMaWLJfN.pdf Abruf vom 16.03.2016

Poloczek S, Madler C (2000) Transport des Intensivpatienten. Anaesthesist 48: 480–491

Unger J, Schuster M, Bauer K et.al. (2009) Zeitverzögerung beim morgend-lichen OP-Beginn. Anästhesist 58: 293–300

Hygienische Aspekte des Patiententransports

Uwe Hecker, Eric Meier

U. Hecker, E. Meier, *Unterwegs im Krankenhaus – Pflegerische Aufgaben beim Patiententransport (Top im Gesundheitsjob)*, DOI 10.1007/978-3-662-53192-1_3
© Springer-Verlag Berlin Heidelberg 2017

3.1   Ist Hygiene beim Transport wichtig?

Unter den bereits genannten wirtschaftlichen Vorrausetzungen, aber auch unter den Faktoren Zeitdruck und dem z. T. im Transportdienst unqualifizierten Personals sind Hygienefehler leider an der Tagesordnung. Dies zeigt sich zunehmend auch darin, dass Krankenhäuser in den Fokus der Öffentlichkeit geraten wenn »Hygienemaßnahmen« nicht eingehalten werden. Sinnvolle und effektive Hygienemaßnahmen haben jedoch nicht nur etwas mit »Krankenhaushygiene« zu tun, die letztlich der Ausbreitung von Infektionen verhindern soll, sondern auch in ganz wesentlichem Umfang mit Arbeitssicherheit, Personalschutz und Kostenersparnis.

Für den Transport gelten die gleichen Voraussetzungen wie bei allen anderen Patienten auch. Erschwerend kommen jedoch Maßnahmen hinzu, die der Verhütung der Übertragung und der Ansteckung dienen. Diese Maßnahmen lassen sich zum einen in patienten- und transportrelevante Maßnahmen einteilen und zum anderen in organisatorische Maßnahmen, die vor z. B nach einem Transport durchzuführen sind.

❯ Im Patiententransport gilt es durch die Einhaltung
der Hygienemaßnahmen die Verbreitung jeglicher
Erreger zu unterbinden. Der Transport darf nicht
zur möglichen Quelle nosokomialer Infektionen
werden. Zudem ist eine Ansteckung des Personals
durch hygienisch einwandfreies Arbeiten zu verhindern.

3.2   Nosokomiale Infektion

Nosokomiale Infektionen sind als eine in Zusammenhang
mit einer ambulanten oder stationären Versorgung auf-
getretene Infektion definiert. Sie sind in deutschen Krankenhäusern derzeit fast an der Tagesordnung. Viele Patienten besitzen aufgrund der Schwere ihrer Grunderkrankung, ihres häufig hohen Lebensalters sowie einer
oftmals vorhandenen Immunschwäche zahlreiche Risiko-
faktoren, die das Auftreten einer nosokomialen Infektion
begünstigen. Gastmeier und Geffers benennen eine Ge-
samtzahl der nosokomialen Infektionen auf 400.000 bis
600.000 pro Jahr – geschätzt. Annähernd gleiche Zahlen
beschreibt das Bundesministerium für Gesundheit in seinem 10-Punkte-Plan zur Bekämpfung resistenter Keime
(BMI 2015).

❯ Aller Wahrscheinlichkeit nach könnten ca. $1/3$ bis $1/2$ (!)
aller nosokomialen Infektionen durch Einhaltung
konsequenter Hygienemaßnahmen verhindert werden könnten.

Da nicht jede Infektion weitere Schutzmaßnahmen erforderlich macht, gilt es zunächst diejenigen Infektionen zu
identifizieren, die zusätzliche Schutz- und Desinfektions-
maßnahmen erfordern. Insbesondere hinsichtlich des Ei-
genschutzes des Personals.

Zu den Infektionen, die außer den Routinemaßnahmen (Händedesinfektion, Einmalhandschuhe) keine besonderen Eigenschutzmaßnahmen während des Transports erfordern, zählen:

- Aspergillose,
- Candidose,
- Creutzfeld-Jakob-Erkrankung,
- Gasbrand,
- Gelbfieber,
- Legionellose,
- Lepra,
- Malaria.

Infektionen, die **zusätzliche Schutzmaßnahmen** erfordern:

- Cholera,
- Diphtherie,
- hämorrhagisches Fieber,
- Meningoenzephalomyelitis (bei unklarer Ätiologie bzw. durch Enteroviren bedingt),
- Query-Fieber, syn. auch Q-Fieber, Queensland-Fieber, Balkan-Grippe, u. a. Bezeichnungen,
- Tollwut,
- TBC, auch Morbus Koch (soweit ansteckungsfähig),
- Typhus,
- Windpocken,
- generalisierter Zoster.

Ebenso haben folgende Infektionen ein erhöhtes Risiko der Übertragung durch den Kontakt mit Körpersekreten, Blut oder infizierten Wunden, wobei letztere im Patiententransport durch einen zuvor angelegten Verband keine Gefahr darstellen sollten. Dennoch machen sie besondere Schutzmaßnahmen erforderlich:

- Cholera, in Deutschland und Österreich **namentlich meldepflichtig**, hierzu zählen der Krankheitsverdacht, die Erkrankung, der Tod; in Deutschland auch der Nachweis des Erregers. In der Schweiz sind erkrankte, infizierte und exponierte Personen identifizierbar zu melden.

- enteritispathogene Escherichia coli, Campylobacter, Shigellen, Salmonellen
- Enterovirus-Infektionen, z. B. ECHO-Virus bzw. Coxsackie-Virus,
- Hepatitis A, B, C, D, E bzw. ungeklärt,
- Herpes simplex (nur bei ausgedehntem Befall) bzw. Herpes Zoster,
- HIV-Infektion bzw. Aids.
- Keratokonjunktivitis epidemica, auch »Augengrippe« genannt, Meldepflicht besteht allerdings nur beim direkten Nachweis von Adenoviren im Auge oder gehäuftem Auftreten.
- Kryptosporidose,
- Mononukleose,
- Typhus bzw. Paratyphus,
- Poliomyelitis (Kinderlähmung),
- Staphylokokken- bzw. Streptokokken-Infektionen (nur bei großflächigen Hautinfektionen),
- Tollwut,
- Yersinien.

Aufgrund des höheren Kontaminationsrisikos müssen bei diesen Patienten dichte Handschuhe sowie Haube und Überkittel getragen werden. Darüber hinaus ist bei all den Erregern, die auch über die Schleimhäute übertragen werden können, das Tragen einer Schutzbrille bzw. eines Mundschutzes mit Visier erforderlich.

3.2.1 Patienten mit MRE

Multiresistente Keime im Krankenhaus sind ein zunehmendes Problem. Die häufigsten multiresistente Keime im Krankenhaus sind:

- methicillinresistenter Staphylokokkus aureus (MRSA),
- vancomycinresistente Enterokokken (VRE),
- Extenden-Spectrum-Beta-Lactamase-produzierende gramnegative Erreger (ESBL),
- multiresistente gramnegative Erreger (MRGN).

Eine Sonderstellung nehmen im Bereich der Krankenhaushygiene auch die Noroviren und die Clostridium-difficile-Toxine, welche beide akute Diarrhöen verursachen, ein. Patienten, welche einen MRE aufweisen, werden nach den gültigen Hygienestandards isoliert, um so eine Übertragung auf andere Patienten zu verhindern.

Grundsätze der Standardhygiene sind bei allen Patienten durchzuführen. Dazu zählt:

- hygienische Händedesinfektion nach den 5 Indikationen für Händehygiene (▶ Übersicht),
- Handschuhe bei Kontakt mit potenziell infektiösem Material, Schleimhäuten, Ausscheidungen ggf. zusätzliche Schutzkleidung bei Gefahr der Kontamination mit Patientenmaterial,
- Mund-Nasen-Maske, ggf. Schutzbrille bei Gefahr der Exposition mit respiratorischem Sekret oder Blut,
- patientenbezogene Nutzung von Instrumenten und Geräten nach Möglichkeit.
- Sind besondere Infektionen vorhanden, so müssen zusätzliche Schutzmaßnahmen nach Vorgaben des Hygieneinstituts oder des Robert-Koch-Instituts durchgeführt werden (Kerwat u. Wulf 2012)

Fünf Indikationen zur Händedesinfektion
- Vor Patientenkontakt
- Vor aseptischer Tätigkeit
- Nach Kontakt mit potenziell infektösem Material
- Mach Patientenkontakt
- Nach Kontakt der unmittelbaren Patientenumgebung

3.2.2 Durchführung des Transport

Vor Beginn eines Transports mit einem Infektionspatienten ist die Indikationsstellung genau zu überprüfen. Kleinere, diagnostische oder therapeutische Eingriffe sollten, soweit dies vertretbar ist, im Patientenzimmer durchgeführt werden. Unter Umständen kann eine Untersuchung in der Radiologie durch eine Sonographie am Bett ersetzt werden. Aus diesem Grund ist ein frühzeitiger Kontakt mit den entsprechenden Stellen anzustreben. Die Hygienestandards der jeweiligen Klinik zum Umgang mit MRE-Patienten müssen entsprechend beachtet werden. Die darin angegebenen Isolationsmaßnahmen müssen auch während des Transports, vollständig aufrechterhalten werden.

Transport bei VRE – wenn möglich vermeiden

Bei Frau Meinke besteht der hochgradige Verdacht auf einen Pleuraerguss, eine Röntgenthoraxaufnahme wäre zur Feststellung der Punktionswürdigkeit indiziert. Aber bei Frau Meinke wurde eine VRE-Infektion nachgewiesen. Um den Transport zu vermeiden, schlägt der zuständige internistische Oberarzt eine bettseitige Sonographie vor, die – zeitnah durchgeführt – einen linksseitigen Pleuraerguss zeigt, der sonographiegesteuert punktiert wird.

Ist ein Transport unabdingbar, ist es verpflichtend, alle Stellen über die Besiedelung mit einem MRE-Keim zu unterrichten. Dies dient einerseits der Planung der Untersuchung, Intervention oder Operation (z. B. am Schluss des Tagesprogrammes) und der Vorbereitung aller notwendigen Maßnahmen.

In der Transportvorbereitung ist beim isolierten Patienten eine deutliche längere Vorlaufzeit einzuplanen. Die Präventionsmaßnahmen beginnen vor Betreten des Patientenzimmers. Hierzu gehören das Anlegen der persönlichen Schutzausrüstung bestehend aus Haube, Mundschutz (OP-Mundschutz FFP2)[1], Überkittel und Handschuhen.

Grundsätzlich gilt, dass diese Schutzausrüstung von allen Mitarbeitern mit Patientenkontakt zu tragen ist. Die Zahl der Mitarbeiter ist jedoch auf das erforderliche Minimum zu beschränken, ohne dass hierdurch aber die Patientenversorgung gefährdet wird. Darüber hinaus empfiehlt die Literatur unmittelbar vor dem Transport eine Waschung mit antibakterieller Waschlotion inklusive einer Haarwäsche und einem Verbandswechsel aller Verbände. Weiterhin ist das Bett komplett frisch zu beziehen und es sollte ein Laken über dem Bett liegen. Sind Patienten im Nasen-Rachen-Raum befallen, so müssen diese während des Transports eine Maske tragen. Vor Verlassen des Zimmers ist mindestens das Bettgestänge desinfizierend abzuwischen. Wird der Patient in den OP transportiert, ist das Bett sofort in die Bettenaufbereitungszentrale zu verbringen. Ist eine solche nicht vorhanden, muss das Bett manuell im kontaminierten Patientenzimmer aufbereitet werden.

Im Intensivbereich sind die verwendeten Materialien, z. B. Beatmungsgerät, Perfusoren, Infusomaten entspre-

---

[1] Alle Mund-Nase-Gesichtsmasken sind nach der Partikelfilterleistung und maximaler »Leckage« in die Klasse FFP1, FFP2 oder FFP3 eingestuft. Sie müssen entsprechend der EU Norm EN149 geprüft und als Medizinprodukt zugelassen sein.

chend der Herstellervorgaben aufzubereiten und zu desinfizieren. Beatmungsschläuche von Patienten mit MRE-Besiedelung sollten trotz HME-Filter verworfen werden.

Ein besonderes Augenmerk sollte auf die Patientenakten gelegt werden. Je nach Klinik unterscheidet sich deren Aufbewahrung. Entweder werden sie im kontaminierten Zimmer aufbewahrt, dann zählen sie auch als kontaminiert und sind entsprechend zu behandeln, oder die Patientenakten bleiben permanent streng außerhalb des Patientenzimmers. Werden diese auf dem Transport oder am Ziel benötigt, sind sie entsprechend zu schützen. Es hat sich bewährt, eine entsprechende Umverpackung zu wählen und sie nicht im direkten Kontakt mit dem Patienten zu transportieren.

> **Praxistipp**
>
> Es empfiehlt sich beim Patiententransport mit MRE-Keimen eine Desinfektionsmittelflasche dabei zu haben, um die notwendige Händehygiene durchführen zu können. Der Händehygiene sollte grundsätzlich größte Aufmerksamkeit geschenkt werden!

❯ Die Multiresistenz bezieht sich lediglich auf die Resistenz gegenüber verschiedener Antibiotika und beruht auf einer Veränderung der Erbinformation des Keims. Die Wirkung der Desinfektion bleibt also wirksam (Wolf 2006).

3.2.3 Maßnahmen der Arbeitssicherheit und des Eigenschutzes

Wie bereits beschrieben ist das Tragen von Schutzkitteln, Handschuhen und Schutzbrillen sowie eines Mund-Nasen-Schutzes Teil der persönlichen Hygiene. Ihre konsequente

Umsetzung dient der Erhaltung der eigenen Gesundheit und Vermeidung berufsbedingter Krankheiten. Ebenso repräsentiert ein sauberes und gepflegtes Erscheinungsbild des Mitarbeiters auch immer seinen Arbeitgeber. Letzterer hat darüber hinaus die Aufgabe durch die Einhaltung der Hygienevorschriften die Gesundheit seiner Mitarbeiter zu schützen. Hinzu kommen arbeitsmedizinischen Vorsorgeuntersuchungen, welche der Früherkennung bzw. Vorbeugung arbeitsbedingter Erkrankungen oder Berufskrankheiten dienen. Gemäß dem Arbeitsschutzgesetz ist jeder Arbeitgeber zur gesundheitlichen Fürsorge gegenüber seinen Mitarbeitern verpflichtet.

Arbeitsmedizinische Vorsorgeuntersuchungen

Die Vorschriften der G42-Tätigkeiten mit Infektionsgefährdung gelten für Mitarbeiter in Einrichtungen der Human-, Zahn- oder Veterinärmedizin. Dieser berufsgenossenschaftliche Untersuchungsgrundsatz gibt Anhaltspunkte für arbeitsmedizinische Vorsorgeuntersuchungen bei beruflichem Kontakt gegenüber Erregern, die zu Infektionskrankheiten führen können. Daher gilt er auch für Laborpersonal mit möglichem Kontakt zu Infektionserregern ebenso wie für Auszubildende, Schüler und Studenten mit möglichem Kontakt zu bestimmten Krankheitserregern.

- **Untersuchungsfristen**
- Einstellungsuntersuchung,
- die erste Nachuntersuchung erfolgt in der Regel nach 12 Monaten,
- jede weitere Nachuntersuchung erfolgt in der Regel alle 3 Jahre,
- letzte Nachuntersuchung: bei Beendigung einer Tätigkeit mit Infektionsgefährdung,

— spezielle nachgehende Untersuchungen nur nach einer Tätigkeit in biotechnischen und/oder gentechnischen Laboratorien.

- **Untersuchungsprogramm**
— Anamnese der Vorgeschichte,
— Erheben des aktuellen Impfstatus, ggf. Impfauffrischungen, z. B. Impfungen besonders Hepatitis A und B, Kinderkrankheiten,
— körperliche Untersuchung,
— Urinstatus,
— Blutstatus (kleines Blutbild, Leberwerte, Kreatinin, Glukose),
— Hepatitis-B-Serologie,
— Hepatitis-C-Serologie,
— Tuberkulintest.

- **Beratung zum Schutz vor Infektionen**
— Allgemeine Hygienemaßnahmen,
— Informationen über mögliche Übertragungswege,
— persönliche Schutzausrüstung (z. B. Hautschutz, Handschuhe, Augen- und Mundschutz, usw.).

- **Nachuntersuchungen**
— Erste Nachuntersuchung nach 1 Jahr, weitere Nachuntersuchungen alle 3 Jahre.

Allgemein geltenden Maßnahmen

Hinzu kommen die allgemein geltenden Maßnahmen wie z. B. der tägliche, oder bei sichtbarer Verschmutzung indizierte Wechsel der Arbeitskleidung.

- **Kontamination des Mitarbeiters**
Trotz aller Sorgfalt ist die Kontamination eines Mitarbeiters im Rahmen der beruflichen Tätigkeit nicht immer auszu-

schließen. Bereits bei einem begründeten Verdacht sollten daher folgende Schritte unternommen werden:

- Entkleiden der getragen Dienstkleidung und Versorgung dieser in einen luftdichten Plastiksack,
- erneute hygienische Desinfektion von Händen und Unterarmen, um eine Kontamination der Leibwäsche zu verhindern,
- Ausziehen der Leibwäsche,
- Dekontamination durch Waschen oder Duschen mit Haarwäsche,
- umgehende Vorstellung beim D-Arzt (Durchgangsarzt) und Meldung an den Vorgesetzten.

- **Ungeschützter Transport**

Wurde ein ungeschützter Infektionstransport durchgeführt, z. B. bei mangelnder Kenntnis des Infektionsstatus, ist unverzüglich ein Arzt mit D-Arzt-Berechtigung aufzusuchen! Dieser erhebt den aktuellen Status des betroffenen Mitarbeiters gemäß den Vorschriften der Berufsgenossenschaften, und entscheidet über die weitere Arbeitsfähigkeit bzw. Arbeitsunfähigkeit des Betreffenden. Er legt auch das Intervall der Widervorstellung und der erneuten Kontrolle fest. D-Ärzte gibt es üblicherweise in chirurgischen Ambulanzen von Kliniken oder in Arztpraxen. Dies ist nicht der Aufgabenbereich eines Betriebsarztes!

- **Vorgehen bei Nadelstichverletzung**

Trotz aller Vorsichtsmaßnahmen kann es durch Unachtsamkeit oder hektischem Arbeiten, gerade bei Notfallverlegungen, zu einer Verletzung eines Mitarbeiters mit kontaminierten Kanülen oder Skalpellen kommen.

Bei Stich- und Schnittverletzungen indizierte Maßnahmen

— Forcierung der Blutung der Wunde – soweit möglich – und hautverträgliche Desinfektion

— Bei Blut/Körperflüssigkeit auf vorgeschädigter oder ekzematöser Haut: Abspülen unter fließendem Wasser und hautverträgliche Desinfektion

— Bei Blut/Körperflüssigkeit auf intakter Haut: Abspülen unter fließendem Wasser und hautverträgliche Desinfektion

— Bei Blut/Körperflüssigkeit auf Schleimhäuten: Spülung mit einem schleimhautverträglichen Desinfektionsmittel

— Danach:
  - Recherchen zur Infektiosität des Indexpatienten, wofür die Zustimmung der Betroffenen erforderlich ist
  - Benennung einer Stelle, die im Falle einer HIV-, HBV- und HCV-Exposition Maßnahmen der Prophylaxe (z. B. PEP10) festlegt und durchführt
  - Erhebung des Serostatus des Beschäftigten bei einer möglichen HIV-, HBV- oder HCV-Exposition (serologische Kontrolle) zur Erfassung einer Infektion
  - Festlegung entsprechender Verfahren, falls bei Unfällen mit einer Gefährdung durch andere Biostoffe gerechnet werden

❯ Die Asservierung von Patientenblut zur Diagnostik sollte z. B. bei Verdacht auf HIV oder aktive Virushepatitis erfolgen. Hierzu ist die Einwilligung des Patienten erforderlich! Ein D-Arzt sollte zur Dokumentation und Meldung des Unfalls an die Berufsgenossenschaft aufgesucht werden. Dieser klärt auch die Notwendigkeit einer Postexpositionsprophylaxe (PEP).

3.2.4 Aufbereitung und Wiederinbetrieb-nahme von Transporteinheiten

Wurden Tragen, Rollstühle oder andere Untersuchungslie-gen durch einen Patienten in Folge seiner Infektion konta-miniert, so sind diese entsprechen der aktuellen Hygieneleit-linien erneut aufzubereiten. Das Routineverfahren ist die Scheuer-Wisch-Desinfektion, welche nahezu für alle Ober-flächen geeignet ist. Grundsätzlich ist chemischen Desinfek-tionsmitteln der Vorzug zu geben. Alkoholische Desinfek-tionsmittel desinfizieren zwar schnell und hinterlassen keine Rückstände, allerdings greifen sie häufig Kunststoffober-flächen an und ihr Wirkspektrum ist nicht so groß. Außer-dem töten sie keine unbehüllten Viren (z. B. Norovirus) und keine Sporen (TBC, Gasbrand) ab! Die Sprühdesinfektion sollte nur schwer zugänglichen Stellen vorbehalten bleiben.

❯ Alkoholische Desinfektionsmittel sollten nicht als Flächendesinfektionsmittel eingesetzt werden, da gerade geschlossenen Räumen erhöhte Brand- und Explosionsgefahr besteht! Außerdem wirken alkoholi-sche Desinfektionsmittel im vernebelten bzw. ver-dampften Zustand reizend auf Schleimhäute.

Regelhaft werden heutzutage Desinfektionsmittel aus mikro-prozessorgesteuerten Automaten verwendet. Hierdurch werden Rechen- und Konzentrationsfehler durch Anwen-dung der »Pi-mal-Daumen-Methode« vermieden. Andere erforderliche Konzentrationen können vom Desinfektor ausgegeben werden. Zum Auftragen der Desinfektionstü-cher, eignen sich Einmalwischlappen, die anschließend mit dem Klinikmüll sicher entsorgt werden.

❯ Als Abschluss der Desinfektion wird der Zeitpunkt des Ablaufs der Einwirkzeit definiert. Bis dahin darf kein weiterer Patient transportiert werden.

Für die Schlussdesinfektion gilt:

- Der Umfang der zu desinfizierten Flächen richtet sich nach der Art der Infektionskrankheit und deren Übertragungswege!
- Durch die Schlussdesinfektion soll erreicht werden, dass für diesen Bereich eine Infektionsgefährdung für andere Personen oder Patienten ausgeschlossen werden kann.
- Bis zum Abschluss der Desinfektionsarbeiten ist das Betreten anderer Räumen verboten!
- Zur Desinfektion ist Schutzkleidung zu tragen!
- Beim Ansetzen des Desinfektionsmittels Schutzbrille und feste Handschuhe tragen (▶ Abschn. 3.2.3)
- Die Aufbereitung des Fahrzeugs richtet sich streng nach Desinfektionsplan.
- Die jeweiligen Betriebsanweisungen zu Desinfektionsarbeiten und Desinfektionsmittel sind zu beachten.

Literatur

Bundesministerium für Gesundheit (2015) 10-Punkte-Plan zur Bekämpfung resistenter Erreger. http://www.bmg.bund.de/ministerium/meldungen/2015/10-punkte-plan-zu-antibiotika-resistenzen.html#. Letzter Zugriff 13.05.2016

Gastmeier P, Geffers C (2008) Nosokomiale Infektionen in Deutschland: Wie viele gibt es wirklich? Eine Schätzung für das Jahr 2006. DMW Deutsche Medizinische Wochenschrift 133: 1111–1115

http://www.aktion-sauberehaende.de. Letzter Zugriff 03.06.2016

http://www.baua.de/de/Themen-von-A-Z/Biologische-Arbeitsstoffe/TRBA/pdf/TRBA-250.pdf?__blob=publicationFile. Letzter Zugriff 13.05.2016

http://www2.labor-enders.de/uploads/media/Vorgehen_bei_Nadelstichverletzungen.pdf. Letzter Zugriff 13.05.2016

Kerwat K, Wulf H (2012); Krankenhaushygiene, Transport von Patienten mit multiresistenten Erregern. AINS Anästhesiologie Intensivmedizin Notfallmedizin Schmerztherapie 47: 564–565

Wolf A (2006) Hygieneleitfaden für den Rettungsdienst. 3. Aufl Verlagsgesellschaft Stumpf und Kossendey, Edewecht

Rollenverteilung im Patiententransport

Eric Meier

U. Hecker, E. Meier, *Unterwegs im Krankenhaus – Pflegerische Aufgaben beim Patiententransport (Top im Gesundheitsjob)*, DOI 10.1007/978-3-662-53192-1_4
© Springer-Verlag Berlin Heidelberg 2017

4.1 Wer macht was?

Der Patiententransport unterliegt wie jeder andere Prozess im Krankenhaus gewissen Rollenverteilungen. Es gibt in der Behandlung des Menschen die Rolle des Arztes und seine Aufgabengebiete. Auch die Pflege hat längst die eigene Rolle in der Patientenversorgung gefunden und sich von anderen definierten Bereichen wie dem Servicepersonal und anderen Berufsgruppen distanziert. Im regulären Stationsalltag hat sich meist eine entsprechende Verteilung etabliert und es gibt oftmals keine genaue Rollenbeschreibung mehr. Anders ist die Situation im Patiententransport. Hier herrschen oftmals Unsicherheiten, wer für was genau zuständig ist. Es empfiehlt sich eine solche Trennung und Beschreibung für die Klinik schriftlich zu definieren (◘ Tab. 4.1).

Da im Intensiv- oder IMC-Bereich die Anforderungen an beide, die ärztlichen und pflegerische, Berufsgruppen deutlich höher sind und die Rollenverteilung eine andere ist, ist dieser als gesonderter Unterpunkt in ▶ Kap. 11 zu finden. Die im nachfolgenden aufgeführten Aspekte können lediglich eine Orientierungshilfe darstellen.

4.1.1 Ärztliche Aufgaben beim Patiententransport

In der Regel findet ein Patiententransport nur auf ärztliche Anordnung statt. Eine Ausnahme bildet das Verlegen von Patienten innerhalb der gleichen Station.

Eine Untersuchung, Intervention oder Operation findet nur nach ärztlicher Anordnung und Anmeldung statt. Dem Arzt obliegt hier die Anordnungsverantwortung, er muss die Risiken gegenüber dem Nutzen der Maßnahme abwägen. Ebenfalls ist er zur umfassenden Patientenaufklärung verpflichtet. Dazu gehört nicht nur die Aufklärung über die geplante Intervention und deren Risiken, sondern auch über die Risiken die ggf. aus dem Transport resultieren können. Der Arzt muss die entsprechende Untersuchung oder Intervention veranlassen und die Information über die bevorstehende Untersuchung mit der Notwendigkeit des Transports an die Pflegekräfte weiterleiten.

Weiterhin muss er die Patientensicherheit bei risikoreichen Transporten sicherstellen. Dazu gehört evtl. eine Begleitung des Transports durch einen Arzt. Dabei muss es nicht zwingend der anordnende Arzt sein sondern ein für den Transport ausreichend qualifizierter Arzt.

Weitere ärztliche Maßnahmen sind die entsprechend genaue Terminierung und Planung der Intervention, damit diese nicht mit anderen Untersuchungen oder Terminen des Patienten kollidiert. Diese sind ggf. im Gespräch mit den zuständigen Pflegekräften zu besprechen, damit auch Termine, über die der Arzt nicht zwangsweise informiert ist (z. B. Diätberatung, Physiotherapie), sich nicht mit Untersuchungsterminen überschneiden.

> Bei allen Transporten, die durch einen Arzt begleitet werden, muss die weitere ärztliche Versorgung der Patienten auf Station sichergestellt werden.

Eine Applikation einer evtl. Prämedikation oder Kontrastmittels muss angeordnet und die Gabe kontrolliert werden. Weiterhin sind Medikamentenänderungen (z. B. Aussetzen der Antikoagulation, Nahrungskarenz) entsprechend mitzuteilen und anzuordnen (Löw u. Jaschinski 2009).

Ebenfalls wichtig zu erwähnen ist, dass für die Untersuchung oder Intervention benötigte Laborparameter (kleines Blutbild, Gerinnung) rechtzeitig anzuordnen und zu kontrollieren sind. Diese sollten für den Transport entweder im EDV-System verfügbar sein oder als Ausdruck in der Patientenakte abgelegt werden.

Wird der Transport durch einen Arzt begleitet, trägt dieser die Verantwortung für die Patientensicherheit. Dementsprechend sind evtl. notwendige Überwachungsmaßnahmen vorher zu definieren (z. B. Blutdruckmessung, SpO$_2$) und die benötigten Gerätschaften zu organisieren. Die meisten Transporte im Bereich der Normalstation werden jedoch keine ärztliche Begleitung notwendig machen.

Ist der Patient wieder zurück auf der Station, so ist eine Kontrolle des Patientenzustands unabdingbar. Hierbei sollte auch eine Rücksprache mit dem Patienten über Vorkommnisse oder Probleme während des Transports gesprochen werden, um diese im Rahmen eines CIRS-Managements zu erfassen und Fehler in der Organisationsstruktur beheben zu können.

4.1.2 Pflegerische Aufgaben im Patiententransport

Die ärztlichen Aufgaben im Patiententransport unterscheiden sich deutlich von den pflegerischen Tätigkeiten. Während der Arzt die Anordnungsverantwortung und Kontrollverantwortung trägt, obliegt der Pflegekraft die Durchführungsverantwortung. Sie ist für die Durchführung des

Transports prinzipiell zuständig. Wie im ▶ Kap. 1 beschrieben, gibt es diesbezüglich auch Ausnahmen, wenn z. B. der Transport durch einen Transportdienst durchgeführt wird.

Nach Anordnung des Arztes und Terminierung des Transports bzw. der Untersuchung oder Intervention ist die Pflegekraft für die Vorbereitung des Transports zuständig. Der Patient sollte über den Transportbeginn, -dauer und -ziel informiert werden. Somit kann sichergestellt werden, dass sich der Patient für den Transport auch auf Station befindet und z. B. nicht gerade mit dem Besuch in der Cafeteria ist. Diese Information an den Patienten sollte frühzeitig erfolgen. Weiterhin muss darauf geachtet werden, dass die angeordneten Verhaltensweisen eingehalten werden. Dazu zählen z. B. Nüchternheit, Einnahme von Kontrastmitteln oder weitere Medikamente für die Vorbereitung (z. B. Endoskopie).

Eine angeordnete Prämedikation muss rechtzeitig vor Transportbeginn verabreicht werden, um die gewünschte Wirkung zu erreichen. Ebenso muss das Aussetzen oder Pausieren von gewissen Medikamenten nach ärztlicher Anordnung durchgeführt werden. Somit kann eine Untersuchung oder Intervention auch pünktlich und ohne Zeitverzug durchgeführt werden.

> ❯ Eine entsprechende Dokumentation der durchgeführten Maßnahmen ist zwingend erforderlich.

Es sollte in der Klinik klar geregelt werden, mit welchem Vorlauf Patienten transportiert werden. Wird der Transport über einen entsprechenden Transportdienst durchgeführt, so ist die Anmeldung des Transports ebenfalls eine pflegerische Aufgabe. Die angegebene Uhrzeit sollte so gewählt sein, dass der Transport um die vereinbarte Uhrzeit in der entsprechenden Zieleinrichtung ankommt.

Die Pflegekraft ist für die direkte Patientenvorbereitung zuständig. Dieses Aufgabenfeld ist sehr breit gefächert und unterscheidet sich deutlich je nach Transportziel bzw. der Transportindikation.

Allgemein kann gesagt werden, das es sowohl für das Wohlbefinden des Patienten, als auch zur Sicherstellung der Hygiene deutlich beiträgt, wenn Patienten, gerade vor interventionellen Untersuchungen bzw. Eingriffen, die Möglichkeit der Körperpflege (Ganzwaschung oder Duschen evtl. mit Haarwäsche, Zähneputzen und Mundpflege) und ein frisch bezogenes Bett erhalten. Die weiteren notwendigen spezifischen Patientenvorbereitungen werden in den nachfolgenden Kapiteln zu den entsprechenden Untersuchungen beschrieben. Erst wenn die Patientenvorbereitungen entsprechend der Vorgaben durchgeführt worden sind, kann ein Transport zur jeweiligen Intervention oder Untersuchung starten. Einzige Ausnahme bildet hierbei der Transport im akuten Notfall.

Auch hier kann nicht auf alle Vorbereitungen verzichtet werden. Die genaue Vorgehensweise in der akuten Notfallsituation ist aber im ▶ Kap. 8 näher beschrieben.

Ist die Vorbereitung des Patienten abgeschlossen kann der Transport starten. Hierzu sind alle notwendigen Unterlagen bereitzustellen und mitzuführen. Wird der Transport durch einen Transportdienst durchgeführt, so ist eine eindeutige Patientenidentifikation notwendig, bevor der Patient dem Transportdienst übergeben wird. Hierzu gehörigen mindestens: Name, Geburtsdatum, geplante Intervention bzw. Untersuchung, Untersuchungsort und der Beginn. Wird der Patient durch die zuständige Pflegekraft transportiert, entfällt diese Identifikation sofern der Patient und die entsprechende Diagnostik und ihre Besonderheiten ausreichend bekannt sind.

Findet der Transport auf der Normalstation statt, so ist es wichtig, dass der Patient über mindestens einen venösen Zugang verfügt, über den im Notfall Medikamente gegeben werden können. Das Vorhandensein und Funktion des jeweiligen Zugangs sollte durch die Pflegekraft kontrolliert werden. Ist kein entsprechender Zugang vorhanden, muss der zuständige Arzt gebeten werden, einen venösen Zugang zu legen.

Je nach Patientensituation und geplanter Untersuchung oder Intervention kann der Transport sitzend oder liegend durchgeführt werden. Für reine Untersuchungen, z. B. Sonographie oder Röntgen empfiehlt es sich bei mobilen Patienten ein sitzender Transport, da dieser schnell und einfach durchzuführen ist. Ist jedoch eine Intervention (z. B. radiologisch-interventionell gelegte Drainage, Endoskopie) mit oder ohne sedierender Medikation oder eine Operation geplant, ist zwingend ein liegender Transport durchzuführen.

Die Pflegekraft muss dementsprechend die Entscheidung treffen, welche Transportart gewählt wird. Bei Unklarheiten über das geplante Ereignis ist eine Rücksprache mit dem zuständigen Arzt oder der durchführenden Stelle zu halten. Zu Beginn des Transports ist der Patient dann entsprechend über die gewählte Transportart zu informieren und ggf. in den Rollstuhl zu mobilisieren, sofern er Hilfe dafür braucht. Aus Gründen des Patientenkomforts sollten liegende Transporte durch 2 Personen durchgeführt werden, damit ein Anstoßen des Bettes an Ecken, Türen oder Kanten verhindert wird. Erst nach Abschluss aller vorbereitenden Maßnahmen kann der Transport begonnen werden.

Während des Transports sollte ein kontinuierlicher Kontakt mit dem Patienten angestrebt werden. Somit können Unklarheiten oder Ängste des Patienten besprochen und ausgeräumt werden. Die Transportstrecke ist so zu wählen, dass einer Unterkühlung vorgebeugt wird (insbesondere wichtig beim sitzenden Transport). Eine Wahrung der Intimsphäre ist hierbei auch besonders wichtig.

Toilettenstuhl als Rollstuhlersatz – ein »no-go«
Herr Berger soll zur Ergometrie gebracht werden. Da im Zimmer gerade ein Toilettenstuhl steht, wird Herr Berger von der Gesundheits- und Krankenpflegeschülerin, nachdem diese alle Vorbereitungen ordnungsgemäß durchgeführt hat, gebeten, darauf Platz zu nehmen – und los geht die Fahrt durch die Krankenhausflure.

In der entsprechenden Zieleinrichtung angekommen sollten die dortigen Mitarbeiter über das Eintreffen des Patienten informiert werden. Dies dient einerseits dazu, dass Kenntnis darüber erfolgt, dass der Patient anwesend ist, und ebenso das eine kurze Übergabe des Patienten und eine eindeutige Patientenidentifikation stattfindet. Der Patient wird danach in den Verantwortungsbereich der Funktionsabteilung übergeben. Wichtig ist hierbei auch in den internen Strukturen festzulegen, dass es bei einer Änderung des Patientenzustands oder Erweiterung der Diagnostik bzw. Intervention eine Information an das zuständige Personal erfolgt. Unter Umständen ist es notwendig einen sitzenden Transport zur Zieleinrichtung für den Rückweg in einen liegenden Transport zu ändern. Diese Information muss rechtzeitig weitergegeben werden.

Sollten Medikamente während der Diagnostik oder Intervention verabreicht worden sein, muss der Rücktransport des Patienten durch entsprechend qualifiziertes Personal stattfinden um auf evtl. auftretende Reaktionen rechtzeitig reagieren zu können. Die Pflegekraft, welche den Patienten entsprechend zurück auf die Station transportiert, sollte sich vor dem Transport einen Überblick über den Patientenzustand machen, ggf. muss ein Arzt den Rücktransport begleiten.

Bevor der Rücktransport durchgeführt wird, muss eine Übergabe von der Funktionspflege an die betreffende Pflegekraft oder den Transportdienst durchgeführt werden.

◼ Tab. 4.1 Wer macht was?

Ärztlicher Dienst	Pflegerischer Dienst
Indikation stellen Kontraindikationen prüfen Anordnung der Maßnahme	Indikation bei Unsicherheit überprüfen Info an den Arzt bei neu aufgetretenen Kontraindikationen
Aufklärung des Patienten Einverständnis einholen	Information über Zeitpunkt, Transportdauer, Transportart an Patienten Information über notwendige Verhaltensweisen
Terminierung der Maßnahme Transportbegleitung ärztlicherseits prüfen Transportbegleitung falls notwendig sicherstellen	Klärung der Transportdurchführung: - Transportdienst oder Pflegekraft - Transportbegleitung durch Arzt? - Sitzender oder liegender Transport? - ggf. Anmeldung beim Transportdienst durchführen
Prämedikation bei Bedarf ansetzen Weitere Medikamente nach Bedarf anordnen bzw. pausieren Notwendigkeit der Nahrungskarenz klären	Gabe von Prämedikation Überwachung von Medikamenteneinnahmen (z. B. zur Koloskopie) Medikamentenanordnungen durchführen (z. B. Pause der Antikoagulation) ggf. Nahrungskarenz beachten und kontrollieren

◻ Tab. 4.1 (Fortsetzung)

Ärztlicher Dienst	Pflegerischer Dienst
Benötige Laborkontrollen anordnen Laborparameter sichten	Laborparameter anmelden und abnehmen Ausdruck der Laborparameter zum Transport
Überwachungsmaßnahmen während des Transports definieren	Patientenvorbereitung durchführen Patientenidentifikation vor Transport durchführen Unterlagen (Einwilligung, Patientenakte, Laborparameter) bereitstellen
Patientenzustand vor und nach dem Transport überprüfen ggf. Ansetzen von Analgetika nach Patientenzustand	ggf. Übergabe an Transportdienst Transportdurchführung Sicherstellung des Patientenkomforts und der Patientensicherheit Übergabe im Funktionsbereich
	Rückübernahme auf Funktionsbereich Transportdurchführung zurück zur Station
	Patientenzustand überprüfen Vitalparameter nach Transport überprüfen Nach Gabe von Sedativa regelmäßige Überprüfung des Patientenzustandes Schmerzsituation einschätzen und patientenadaptierte Analgesie nach ärztlicher Anordnung

Hierbei ist es wichtig, die durchgeführte Diagnostik bzw. Intervention zu erläutern sowie die notwendigen nachfolgenden Verhaltensweisen und Überwachungsmaßnahmen sowie Konsequenzen, die aus dem Untersuchungsergebnis resultieren.

Zurück auf der Station muss nach Interventionen eine Überprüfung der Vitalparameter und des Patientenzustandes stattfinden. Diese müssen entsprechend interpretiert und dokumentiert werden.

Nicht selten können Patienten mit einem intraabdominellen Verhalt nach Punktion desselbigen septisch einschwemmen und vital gefährdet werden, ohne dass es die notwendige Beachtung findet. Wurden für die Intervention oder Diagnostik Sedativa gegeben, sind Überwachungsprotokolle anzulegen und der Patient entsprechend einem in der Klinik vorgegebenen Rhythmus zu überwachen. Scores zur Einschätzung der Schmerzsituation und der Bewusstseinslage sind zu verwenden und eine patientenadaptierte Analgesie einzuleiten.

Die Besonderheiten bei Patienten nach Operationen, welche aus dem Aufwachraum auf die Normalstation verlegt werden, sind im ▸ Kap. 9 beschrieben.

> ❯ Patientenidentifikation, Transportziel, Untersuchung oder Intervention mit ihren Besonderheiten müssen vor Transportbeginn geklärt und bekannt sein! Während des Transports ist der Patient vor Unterkühlung, Zugluft und Wahrung der Intimsphäre zu schützen. Nach dem Transport erfolgt die Überprüfung des Patientenzustands, der Vitalparameter und der Schmerzsituation!

Literatur

Löw M, Jaschinski U (2009) Innerklinischer Transport des kritisch kranken Patienten; Anaesthesist 58: 59–108

Kommunikation und Notfallmanagement im Patiententransport

Uwe Hecker

U. Hecker, E. Meier, *Unterwegs im Krankenhaus – Pflegerische Aufgaben beim Patiententransport (Top im Gesundheitsjob)*, DOI 10.1007/978-3-662-53192-1_5
© Springer-Verlag Berlin Heidelberg 2017

5.1 Kommunikation – was ist das

Bereits Paul Watzlawick hat festgestellt: Nicht kommunizieren geht nicht. Kommunikation findet ständig statt, auch dann wenn gerade nichts gesagt wird. Doch in der Organisation eines Patiententransports spielt gerade die Kommunikation eine wichtige Rolle. So ist es z. B. wichtig, dass nach der Indikationsstellung einer Diagnostik, diese Information sowohl an den Patienten als auch an die betreuende Pflegekraft unverzüglich weiter gegeben wird. Auch die Anmeldung eines katecholaminpflichtigen Patienten auf der Station, muss unverzüglich an die Pflegenden weitergegeben werden, damit die Medikamente entsprechend vorbereitet werden können. Niemandem ist geholfen, wenn die Informationen nicht weitergegeben und es zu Verzögerungen im Ablauf kommt. Hier liegen häufig die Ursachen für Missverständnisse, die sich dann leicht in einer sehr emotionalen Kommunikation entladen. Dennoch lassen sich solche Situationen nicht immer vermeiden.

Gerade in Extremsituationen sind wir kommunikativ gefordert. Diese können durch Stress und Hektik, aber auch durch medizinische Notfälle ausgelöst werden. Läuft ein Transport nicht nach Plan, haben wir schnell das Gefühl, dass gerade mal wieder alles »drunter und drüber« läuft. Solche Momente werden maßgeblich vom generellen Umgang und Verständnis innerhalb des interdisziplinären Teams beeinflusst. Viele Kollegen empfinden derartige Situationen zudem besonders negativ wodurch sog. Distress entsteht. Dieser kann zu einer Reduktion der verbalen Kommunikation, bis hin zur buchstäblichen Handlungsunfähigkeit führen. Hierdurch wird die Entscheidungsfindung, die Informationsverarbeitung und weitere Kommunikation maßgeblich beeinflusst. Durch die enorme Arbeitsbelastung und den Zeitmangel verändert sich manchmal auch der Umgangston, in dem miteinander geredet wird. Unsere Reaktionen sind barsch oder zickig, weil zu viele andere Dinge im Kopf herumgeistern, die zu erledigen sind. Diese Faktoren werden als »human factors« bezeichnet. Der Begriff beschreibt aber auch eine Reihe von Maßnahmen und Verhaltensregeln, um sich in schwierigen Arbeitssituationen, trotz des hohen Stressniveaus nicht unter Druck setzen zu lassen (Pierre et al 2005).

5.2   Autoritätsgradient

Ein nicht unwesentlicher Faktor ist der sog. Autoritätsgradient. Er beschreibt die Hierarchien innerhalb und außerhalb der verschiedenen Berufsgruppen, dem Informationsfluss untereinander und letztlich der Zusammenarbeit am Patienten. Insbesondere in einer Notfallsituation kann dies zur Patientengefährdung führen, wenn keine Bedenken an der Therapie und der Maßnahmen am Patienten geäußert werden. Besonders junge Kollegen trauen sich aufgrund der

Hierarchien nicht, dem Diensthöheren zu widersprechen oder auch nur nachzufragen (Pierre et al. 2012). Die sicherheitsrelevante Kommunikation spielt auch in der Luftfahrt eine nicht zu unterschätzende Rolle, sodass sie Quelle vieler Erkenntnisse ist, die später auch in die Medizin übertragen wurden. Nur 2% der Piloten unterstützen die Aussage, dass ein Untergebener einem nicht Übergeordneten widersprechen sollte (Sexton et al. 2000). Im Gegensatz dazu stimmen der Aussage 25% der anästhesiologischen OA sowie 40% der chirurgischen OA (!) zu.

… Ich bin ja NUR die Schwester … Auch die eigene Position, in der jeder sich selbst sieht, spielt eine bedeutende Rolle. Sehe ich mich als Gesundheits- und Krankenpfleger/in als ein kompetenter und beeinflussender Faktor in der Patientenversorgung, welcher mit dem eigenen Wissen und Erfahrung die Situation nachhaltig beeinflussen kann? Oder stelle ich meine eigene Kompetenz in Frage? Und, in wie weit ist die alte Sicht auf die berufliche Stellung und Kompetenzen der Berufe von Arzt und Gesundheits- und Krankenpflege heute noch ein Hindernis?

Gleichzeitig beeinflusst auch die eigene Angst vor negativen sozialen Konsequenzen bei einer Fehlentscheidung die Höhe des Autoritätsgradienten. All diese Faktoren lassen uns zaudern, Bedenken und bestimmen unser Handeln in der Gesamtsituation!

Der Autoritätsgradient kann auch dadurch bestärkt werden, dass die übergeordnete Person eine zu starke Lösung aus den Hierarchien befürchtet, sodass Hierarchien fehlen, wo diese notwendig wären, oder dass debattiert statt gehandelt wird (Pierre 2012).

> **Die Balance zwischen den positiven Auswirkungen von Hierarchien und der Auflösung dieser ist nicht einfach zu finden und stellt jeden Einzelnen täglich**

vor eine neue Herausforderung. **Ein zu hohes Hierarchiegefälle hindert das interdisziplinäre Team an einer adäquaten Zusammenarbeit, da u. a. Zweifel und Bedenken über die Patientensicherheit evtl. nicht geäußert werden.**

5.3   Wertschätzung und Respekt

Eine weitere Einflussgröße auf die Kommunikation im Team ist die gegenseitige Wertschätzung und der sich entgegen gebrachte Respekt. Dies führt gerade nach ärztlichen Rotationen, oder nach der Übernahme mehrerer neuer pflegerischen Kollegen (z. B. Übernahme nach Beendigung der Berufsausbildung) immer wieder zu Problemen. Ursache ist dabei häufig das »sich nicht kennen«. Dies führt einerseits zu Überforderung (»*Der ist doch Arzt, der muss das können!*«), andererseits kann es dazu führen das jungen Kollegen nichts zugetraut wird (»*Das junge Ding ist ja noch feucht hinter den Ohren!*«). Die Bundesärztekammer konnte in dem Modellprojekt »Interprofessionelle Kommunikation im Krankenhaus« einen offenkundigen Optimierungsbedarf der Wertschätzung untereinander feststellen. Durch die genannten Aspekte wird, der Kommunikationsfluss zwischen den Berufsgruppen, aber auch untereinander, gestört oder sogar verhindert, was wiederum die Patientensicherheit, die Therapie und Pflege des Patienten verschlechtert.

❯ Ein schöner Lösungsansatz nach einem größeren Personalwechsel auf Stationen wäre eine gemeinsame Teambesprechung, an der sich alle Kollegen untereinander nochmal vorstellen, und sich auch offen und ehrlich (!) über ihre bisherige Berufserfahrung, ihre Erwartungen und Befürchtungen austauschen können.

Doch warum kommt es im klinischen Alltag statt einem gegenseitigen Unterstützen, sogar innerhalb der eigenen Berufsgruppe, häufig zu einem Konkurrieren und einem Mangel an Wertschätzung? Distress, also negativer Stress, kann eine Einflussgröße auf den Mangels an Wertschätzung untereinander sein. Als Folge dessen wird das feindselige Verhalten durch abwertende Aussagen als Ventil für die eigene unzureichende Kompensation des Stresses genutzt. Die Personalengpässe sowohl im ärztlichen als auch im pflegerischen Bereich führen zu immer mehr Frustration, weil die zu erledigenden Arbeiten nur noch unzureichend erfüllt werden können. Hinzu kommen die Krankheitsfälle und Berufsaussteiger, welche aufgrund dieser und anderer Faktoren stetig zunehmen.

All diese, und viele weitere Aspekte können die sog. horizontale Feindseligkeit triggern. Dies zeigt sich häufig durch Beschimpfungen, Demütigung und hinterhältigem Verhalten oder sogar durch Ausgrenzung, Ignorieren und Sabotage (Tewes 2015). Auch die nonverbale Kommunikation hat hier einen hohen Stellenwert: Augenverdrehen, Abwenden und das Gesicht hinter dem Rücken einer Kollegin verziehen. Sicher hat sich jeder von uns selbst schon einmal in einer solchen Situation erwischt.

Keiner gibt das gerne zu; jedoch ist dies der erste Schritt, um solches Verhalten zu vermeiden, sich selbst zu reflektieren und zu beobachten, warum und wie jeder Einzelne im Alltag handelt. Nur wenn jeder Mitarbeiter sich der Gefahr dieser Entwicklung und dieses Verhaltens bewusst ist, kann jeder Einzelne sich davor warnen, schützen und es verhindern. Wichtig ist hier v. a. das Vorleben und auch die Umsetzung der Kommunikation und Wertschätzung durch den Vorgesetzten, die Bemühungen um Vorsorge und das Schaffen einer Plattform, auf der solche Probleme miteinander angesprochen und gelöst werden können.

Des Weiteren ist die Wertschätzung zwischen den Berufsgruppen häufig derangiert. Jede Klinik unterscheidet spezifisch, was ärztlicher Tätigkeit und pflegerische Tätigkeit ist und in wie weit ärztliche Aufgaben von Pflegenden übernommen werden. Mit Ausnahme der IMC- und Intensivstationen, sowie wenigen Funktionsbereichen wie dem Schockraum, sind diese Aufgaben i.d.R. klar voneinander abgegrenzt.

Letztendlich ist es entscheidend, welche Perspektive jeder einzelne einnimmt: Sehen Sie die Mängel innerhalb der täglichen Arbeit im Bereich der Wertschätzung und gleichen dies mit dem gleichen Verhalten aus? Oder sind Sie mutig, Profil zu zeigen und diese Muster zu durchbrechen und trotz aller Umstände bereit Streitigkeiten und Feindseligkeiten niederzulegen und als Team an einem Strang zu ziehen? (Buchtipp: Susanne Möller »Einfach ein gutes Team«, Springer)

> ❯ Obwohl wir alle diesen speziellen Herausforderungen unterliegen, gibt es Möglichkeiten diese zu meistern, sie gemeinsam als interprofessionelles Team zu bezwingen und trotz Hierarchie und Stress eine adäquate Patientenversorgung zu gewährleisten. V. a. in Notfallsituationen ist es wichtig, über den Dingen zu stehen und einen gemeinsamen Weg zu finden, in einer akuten Situation schnell, sicher und gut miteinander zu agieren.

Neben der genannten Vorstellungsrunde nach einer größeren Personalrotation, können weitere Maßnahmen ergriffen werden, ein Team zusammen zu schweißen und Brücken zwischen den einzelnen Berufsgruppen zu bauen. Beispielhaft seien hier gemeinsame tägliche Visite, Fortbildungen oder Simulationsausbildungen genannt wie sie z. B. in der Schulung der Herz-Lungen-Wiederbelebung Anwendung finden.

5.4 **Das CRM-Konzept**

In den 1970er Jahren gab es weltweit eine Reihe mehrerer schwerer Flugzeugunglücke. Daraus resultierte, dass die NASA innerhalb eines Workshops 1979, das Crew-Resource-Management entwickelte. Dies wurde durch David Gaba, einen Professor für Anästhesie und perioperative Schmerzmedizin, auf die Medizin als »Anesthesia Crisis Resource Management« (ACRM) adaptiert. Von dort aus wurde es auf die Akutmedizin als Crisis-Ressource-Management übertragen, um u. a. die Team- und die Kommunikationshindernisse zu optimieren und Struktur in einer Notfallsituation zu schaffen.

Ziel des CRM-Trainings ist es sowohl einzelnen Personen, als auch einem Team bei Not- und Zwischenfällen Handlungsstrategien an die Hand zu geben und damit die Zwischenfallrate zu reduzieren. Hierdurch sollen Zwischenfälle effektiver und damit fehlerfreier abgehandelt werden. Die Zusammenarbeit im Team, die Aufgabenverteilung, die eigene Einschätzung der Kompetenz und Handlungssicherheit sowie die Art und Weise der Kommunikation werden systematisch erlernt und optimiert.

Durch das Erlernen der praktischen Regeln, dem vertraut werden mit den Schulungsinhalten und dem regelmäßigen Training, können die neu erworbenen Kenntnisse schnell und effektiv in der Praxis umgesetzt werden. Dadurch erhöht CRM den Spaß und die Effizienz der Teamarbeit, die Fachkompetenz und letztlich die Sicherheit unserer Patienten!

❯ Neben dem Zuwachs von Fachkompetenz, kommt es v. a. zu einer Verbesserung der Non-technical-Skills. Hierunter verstehen wir die Kompetenzen Entscheidungen zu treffen, Aufgaben zielsicher zu verteilen, im Team zu agieren und zu kommunizieren sowie eine Situation zu überblicken.

5.4.1 Optimierung des eigenen Denkens und der eigenen Fehlerentstehung

CRM baut die Optimierung der Non-technical-Skills auf zwei Säulen auf:
- Der Verbesserung der individuell-betreffenden Aspekte und
- der Verbesserung der Kommunikation und Teamarbeit.

Es macht darauf aufmerksam, dass die Fehlerentstehung häufig im eigenen Denken beginnt. So versteifen wir uns zu oft, zu schnell auf eine Diagnose oder Handlungsmöglichkeit. Dabei blenden wir die anderen Möglichkeiten und Differenzialdiagnosen unabsichtlich aus. Wir sprechen von sog. Fixierungsfehler. Deshalb ist es wichtig, sich bewusst zu machen, dass jeder Einzelne oder das Team einen Tunnelblick entwickelt und sich zu schnell auf eine Möglichkeit oder Diagnose fixiert.

Um solche Fixierungsfehler zu vermeiden, arbeitet CRM stark mit Akronymen (▶ Abschn. 5.4.4). Hier werden dem Team mehrere Möglichkeiten zur Orientierungsfindung in einer Akutsituation dargelegt. Damit erhöht sich die Chance, die Problematik schnellstmöglich zu ergründen und zu beheben. Akronyme helfen uns somit mögliche Ursachen und die Therapiefindung strukturiert anzugehen. Deshalb kommen hier auch die SOP's (Standard Operating Procedures) und die Algorithmen, wie z. B. der BLS (Basic Life Support) und ALS (Advanced Life Support), zum Tragen, welche Handlungsstrategien und Durchführungsvorgaben in bestimmten Situationen darstellen.

Ein weiterer Aspekt ist die Priorisierung der eigenen Handlungen. Diese ist stark von der persönlichen Qualifikation, aber v. a. von der Berufserfahrung abhängig. Hier wird Wert auf das Selektieren der einzelnen Maßnahmen gelegt:

Welche Handlung muss in einer Notfallsituation unbedingt durchgeführt werden? Durch das Selektieren wird die stressige Situation entzerrt und die notwendigen, zielführenden Maßnahmen werden in »ruhigerer Atmosphäre« ausgeführt, welche gleichzeitig dazu dient Fehler durch Hektik zu minimieren. Durch das Simulationstraining sollen die Kollegen erlernen, wie sie Ressourcen sinnvoll mit einbeziehen. Dies sind zum einem die personellen Ressourcen in einer Notfallsituation – mit den Fragen:

- »Welche Personen/Berufsgruppen benötige ich gerade, um die Situation zu optimieren?«
- »Wie viele Kollegen sind involviert? Muss der Überschaubarkeit wegen die Personenzahl minimiert werden?«
- »Welche materiellen Ressourcen habe ich zur Verfügung, um die Situation zu verbessern?«

Ressourcen erkennen, bedeutet auch hier eine (weitere) Entzerrung der stressigen Situation. Dadurch wird eine bessere Überschaubarkeit der Situation geschaffen. Das Kennen der strategischen Ressourcen ist ausschlaggebend:

- In wie weit ist die eigene Arbeitsumgebung bekannt und damit die Möglichkeiten Hilfe adäquat und zügig anzufordern.

  Im Hinblick auf die Anforderung von Hilfe sind viele junge Pflegekräfte und Ärzte zurückhaltend, da der Anspruch häufig ist, die Situation alleine meistern zu können.

> ❯ Die eigenen Grenzen zu kennen, sie einschätzen zu können und daraufhin rechtzeitig Hilfe einzufordern, ist vielmehr eine Stärke, da sie Verantwortungsbewusstsein und das Ernstnehmen der Situation bedeuten.

5.4.2   Team und Kommunikationsaspekte

Eine Verbesserung der Patientensicherheit in einer Notfallsituation kann durch die eigene Reflektion, die eigene Handlungsweise und Denkweise stattfinden, ebenso wie durch die Zusammenarbeit des Teams. Hierdurch kann immer auf größere Ressourcen zurückgegriffen werden, dadurch entwickeln sich mehr Handlungsmöglichkeiten, mehr Kompetenz und mehr Effizienz. Eine schlechte oder eine nichtvorhandene Teamarbeit hat entscheidende Auswirkung auf die Patientenversorgung und auch die Häufigkeit von Zwischenfällen (Morey 2002, Barrett 2001).

Aufgrund von Sympathie und Antipathie entscheiden wir häufig, welcher Kollege mehr unterstützt wird oder auch wem die Unterstützung versagt wird. Bedeutend bei der Teamarbeit ist v. a. die gelebte Kommunikation. Der häufigste Fehler in der Teamarbeit ist das fehlende Hinterfragen von Kollegen und das fehlende Äußern von Zweifeln (Risser et al. 2000).

■   **Geschlossene Kommmunikation**

CRM legt Wert auf eine geschlossene Kommunikation, denn schon wie Konrad Lorenz es definierte: »*… gesagt ist nicht gehört, gehört ist nicht verstanden …*«[1]. Daher ist es unsere Aufgabe zu erlernen, wie geschlossen kommuniziert wird und dieses Wissen in Akutsituationen auch anzuwenden wie das Beispiel zeigt:

Closed-loop-communication

Dr. Boss gibt während der Reanimation Herrn Macher den Auftrag 1 mg Suprarenin zu injizieren und spricht ihn direkt mit Namen und Augen- oder Körperkontakt an: »*Herr Macher, injizieren Sie 1 mg Suprarenin.*«. Herr Macher antwortet mit einer Wiederholung der Anweisung »*Verstanden, 1 mg Suprarenin!*«, injiziert dies und gibt Rückmeldung: »*1 mg Suprarenin injiziert!*«.

---

[1]   Ausschnitt aus wörtlichem Zitat Konrad Lorenz 1903–1989

Durch die »closed-loop-communication« kann jedes Teammitglied den nächsten Therapieschritt nachvollziehen. Bei einer nichtadressierten Anweisung in einer Notfallsituation passiert es schnell, dass sich entweder jeder um diese Anordnung kümmern möchte, oder die Anordnung doppelt ausgeführt wird. Im schlimmsten Fall passiert es, dass sich keiner darum kümmert, da angenommen wird, dass der Kollege die Aufgabe übernimmt (Hapelt 2010). Dies führt zu Chaos, Unklarheiten im Ablauf und Organisation von Medikamenten und bewirkt eine Verzögerung der Optimierung der Situation.

Des Weiteren ist es wichtig, eine klare, kurze und wertfreie Kommunikation zu leben. Anweisungen werden auf der Sachebene ausgesprochen und jedes Teammitglied sollte gewillt sein, die Anweisungen auch auf dieser Ebene zu verstehen und auszuführen. Darüber hinaus sollte sich jedes Teammitglied aufgrund dieser wertfreien und sachlichen Kommunikation in die Therapiefindung und in den Teamprozess integrieren. Unnötige Kommunikation oder auch Lärmstörungen sollten vermieden werden, sodass sich das ganze Team auf die Fakten und wichtigen Aussagen konzentrieren und in Ruhe die Situation strukturieren kann. Zwischenmenschliche Meinungsverschiedenheiten müssen nach der Notfallsituation besprochen werden, die potenziell lebensbedrohliche Situation des Patienten hat Vorrang.

Innerhalb der Notfallsituation sollte ein komplementärer Gesprächsablauf stattfinden, das bedeutet, dass sich die Teammitglieder ergänzen und wertschätzend aufeinander aufbauen oder argumentieren. Der Teamleiter leitet die Austauschmanöver, strukturiert und bestimmt letzten Endes die zielführende Aufgabenverteilung und Therapie in der Situation.

> **Die Kommunikation im Team innerhalb eines Notfalls sollte immer wertfrei, kurz und zielführend geschehen. Aufgaben werden mündlich angenommen und bestätigt. Jedes Teammitglied sollte sich äußern dürfen.**

■ **Debriefing**

Eines der Hauptaspekte bei CRM ist das Debriefing. CRM-Training wird, wie schon erwähnt, anhand von Simulationseinheiten durchgeführt und in die Praxis übertragen. Speziell geschulte Instruktoren leiten dieses Training und die folgende Reflektion. Der Trainer kann zu Beginn auch Teil des trainierenden Teams sein, um sie von innen heraus zielführend zu lenken. Nach jedem Simulationstraining findet eine gemeinsame Nachbesprechung der Situation statt und die Videoaufnahmen des Trainings werden gesichtet.

Das Debriefing dient dem Reflektieren der eigenen Handlung, der Handlungen und Kommunikation im Team und der Analyse des Weges, welche das Team gemeinsam eingeschlagen hat, um die Patientensituation zu stabilisieren. Durch diese Analyse werden eigene Handlungen, Vorgehensweisen und Kommunikationsstile hinterfragt und jede Person und das Team kann sich für die Zukunft andere Handlungsalternativen und Kommunikationsalternativen zu recht legen. Ebenso entsteht die Chance bestimmte Kommunikationsstile im Team, welche bisher die Situation auf Station und in Notfällen erschwert haben, zu entdecken und gemeinsam eine neue Kommunikationsmöglichkeit zu entwickeln. Durch die Videoevaluation und Besprechung wird dem Team vor Augen geführt, was sie als Team bewirken konnten und könnten; sie werden motiviert neue Strategien anzuwenden, weil sie erfahren haben, dass durch das Umdenken und die Handlungsänderung eine Stabilisierung der Situation des Patienten herbeigerufen wurde.

Die wertfreie Diskussion über die Trainingssituation während des Debriefings werden von dem Instruktor geleitet, welcher durch seinen offenen Fragestil versucht, die Teilnehmer selbst Fehler und Zusammenhänge erkennen zu lassen.

■ **Briefing**

Ebenso findet vor dem Simulationstraining ein Briefing statt, in welchem die Simulationssituation erklärt und kennengelernt wird, das Konzept und die Ziele definiert werden und die Teammitglieder sich kurz vorstellen.

❯ Das Briefing, in welchem die Situation vorab besprochen und Zwischenziele definiert werden, sowie das Debriefing, in welchem die Notfallsituation nachbesprochen und reflektiert wird, helfen einem Team enorm Fehler auf lange Zeit zu beheben und die Kommunikation zu verbessern. Das Debriefing benötigt nur ein paar Minuten mit dem gesamten Notfallteam und sollte nach jeder Notfallsituation durchgeführt werden.

5.4.3 Die 15 Leitsätze des CRM

Um die Konzeptgrundlagen in der Praxis schnell umsetzen zu können, haben Rall u. Gaba 15 Leitsätze zusammengestellt, anhand welcher eine Orientierung möglich ist. Die Grundlage, um diese Leitsätze umsetzen zu können, ist gegenseitige Wertschätzung und das Vertrauen im Team. Nur wenn die Teammitglieder sich einander Achtung und Respekt entgegenbringen, kann eine Atmosphäre geschaffen werden, in welcher jedes Teammitglied Bedenken offen äußern, seine Vorschläge einbringen kann und sich gerne in die ihm zugewiesene Rolle fügt. Die Leitsätze werden fortwährend aktualisiert und überarbeitet. Letztmalig wurden sie im »Miller 7th Edition« publiziert (Pierre 2013).

■ **Leitsatz 1: Kenne deine Arbeitsumgebung**

In einer Notfallsituation ist es zwingend erforderlich, die räumlichen und technischen Begebenheiten zu kennen, um zügig handeln zu können. Die Kenntnis der Arbeitsflächen und Ort der Medikamente und des benötigen Materials ist unabdingbar für ein flüssiges Arbeiten. Ein weiterer wichtiger Aspekt der Arbeitsumgebung ist das Nutzen der Ressourcen. Dies meint zum einen personelle Ressourcen unter der Fragestellung »*Welche Person kann diese Situation durch ihr Wissen und die Erfahrung positiv beeinflussen?*«, aber auch materielle Ressourcen wie den Standort eines Defibrillators zu kennen sowie strategische Ressourcen unter der Fragestellung »*Wie hole ich zügig Hilfe?*«. Sind die Notfalltelefonnummern bekannt, kenne ich meinen genauen Standort?

- **Leitsatz 2: Antizipiere und plane voraus**

Durch ein vorausschauendes Planen der Handlung und das Einberechnen von Erwartungen, wie die Situation weiter verlaufen könnte, kann die Notfallsituation strukturiert werden. Überraschungsmomente werden vermieden.

- **Leitsatz 3: Fordere frühzeitig Hilfe an**

Seine eigenen Grenzen kennen und einschätzen können, zeugt für einen starken Charakter und ist enorm wichtig für die Patientensicherheit. Es ist notwendig Hilfe vorausschauend anzufordern, damit keine Handlungsengpässe entstehen.

- **Leitsatz 4: Übernimm die Führung**
  oder sei ein gutes Teammitglied

Die Führungsperson (Teamführer) sollte die Handlungen koordinieren, integrieren und planen sowie die Anweisungen klar kommunizieren. Ebenso sollte der Teamführer den beteiligten Kollegen zuhören, offen für Kritik und Anregungen sein, und ein generelles Vertrauen in sich und sein Team legen (Happel 2010). Somit ist es wichtig sich an diesem Punkt der Rollenverteilung bewusst zu werden und dem Erfahrungswert, dass nur ein starkes Team in einer Notfallsituation erfolgreich und effektiv agieren kann.

- **Leitsatz 5: Verteile die Arbeitsbelastung**

Wie schon erwähnt, sollte der Teamleiter die Handlungen koordinieren, delegieren und zuteilen. Ebenso sind klare Ansagen, wie z. B. von einem Richtwert des Zielblutdrucks oder einer Zeitangabe »*Wir wiederholen die Suprareningabe alle 4 min.*« wünschenswert und strukturförderlich.

- **Leitsatz 6: Mobilisiere alle verfügbaren Ressourcen**

Wie schon im ersten Leitsatz erwähnt, ist es notwendig, alle personellen, menschlichen, technischen und räumlichen Ressourcen zu kennen und zu nutzen. Nur bei optimaler Nutzung aller Ressourcen kann die Patientensicherheit gewährleistet und die Situation zügig verbessert werden.

- **Leitsatz 7: Kommuniziere sicher und effektiv**

Kommunikation in der Notfallsituation sollte kurz und bündig geschehen und absolut wertfrei. Hier ist die bereits erwähnte »closed-loop-communication« zielführend und Basis des gesamten Handlungserfolgs. Die Kommunikation sollte ungeachtet von Autoritätsgefällen, Rollenkonflikten stattfinden und auf Respekt und Wertschätzung basieren.

- **Leitsatz 8: Beachte und nutze alle Informationen**

Kommunikation sollte auch die einzelnen Faktoren der Notfallsituation verbinden und zusammentragen, v. a. wenn mehrere Kollegen aus unterschiedlichen Fachrichtungen zusammenarbeiten. Auf Normalstation können bei akuten Ereignissen auch Mitpatienten oder Angehörige in die Informationssammlung mit einbezogen werden. Eine gute Anamnese der Vorerkrankungen oder des Krankheitsverlaufs kann vor Fixierungsfehlern schützen und bewirken, dass die Handlung der individuellen Situation angepasst sind.

- **Leitsatz 9: Verhindere und erkenne Fixierungsfehler**

Eine Möglichkeit als Team einen Fixierungsfehler zu entdecken, ist FOR-DEC. FOR-DEC steht für:

- **F**acts,
- **O**ptions,
- **R**isks & Benefits,
- **D**ecision,
- **E**xecution und
- **C**heck.

Es wird im Rahmen des 10-Sekunden-für-10-Minuten-Prinzips durchgeführt. Innerhalb einer sinnbildlichen Arbeitsunterbrechung von 10 Sekunden sollte FOR-DEC angewendet, eine Entscheidung getroffen und umgesetzt werden. Nach 10 Minuten sollten erneut anhand des FOR-DEC-Modells die Prioritäten und die momentane Therapie überdacht werden. Das kurze Stoppen für 10 Sekunden kann jedem Teammitglied helfen, die Handlungen nachzuvollziehen, seine Handlungsmöglichkeit wahrzunehmen und anzugehen. Gleichfalls dürfen Bedenken und Ideen für das weitere Vorgehen geäußert werden. Der Teamleiter leitet das FOR-DEC-Modell und somit die Entscheidungsfindung und -durchführung und deligiert die Aufgaben.

- **Leitsatz 10: Überprüfe sorgfältig und habe Zweifel**

Hierbei ist v. a. der »double check« zu nennen, welches ein mehrfaches Überprüfen auf verschiedenen Kanälen darstellt. Der »double check« kann von mehreren Personen durchgeführt werden, z. B. durch einen Blick auf die Beatmungseinstellungen durch zwei Personen, oder das wiederholte Überprüfen und Sichten von Befunden und Laborparametern. Es ist grundlegend mit eigenen Fehlern zu rechnen und diesen durch Zweifel und Überprüfen zuvorzukommen. Zuverlässigkeit und Kompetenz hat mit eigener Kontroll- und Evaluationsbereitschaft zu tun.

■ **Leitsatz 11: Verwende Merkhilfen und schlage nach**

Wie eingangs schon erwähnt kommt CRM ursprünglich aus der Luftfahrt. Auch in der Pflege und in der Medizin dürfen sich die Kollegen mit Hilfe der Algorithmen Fakten und Struktur einholen, um die Notfallsituation zu optimieren. Daher etablieren sich auch hier zunehmend Checklisten zur Absicherung. Manchmal scheuen sich Kollegen solche Möglichkeiten zu nutzen, da sie denken, dass von ihnen erwartet wird alles zu wissen.

■ **Leitsatz 12: Re-evaluiere immer wieder**

Nochmalig wird hier das 10-für-10-Prinzip und das kreisförmig angewendete FOR-DEC-Modell in den Mittelpunkt gerückt, in dem die Handlungen neu überschaubar gemacht, evaluiert und geplant werden. Jede Notfallsituation ist individuell und muss individuell behandelt werden.

■ **Leitsatz 13: Achte auf gute Teamarbeit**

Hier darf sich jedes Teammitglied fortwährend selbst evaluieren und die eigene Rolle überprüfen. Möglichkeiten die Teamarbeit zu verbessern, sind die Briefings (▶ Abschn. 5.4.2), welche auch zu Beginn einer Notfallsituation durchgeführt werden können, um von Beginn an koordiniert und strukturiert arbeiten zu können. Zudem beginnt gute Teamarbeit mit einer gelingenden Kommunikation und Wertschätzungskultur auf Station, welche ebenso von der Stationsleitung oder dem Oberarzt im klinischen Alltag vorgelebt werden sollte.

■ **Leitsatz 14: Lenke deine Aufmerksamkeit bewusst**

Der Teamleiter sollte die Situation überblicken und koordinieren. Die einzelnen Teammitglieder können sich dadurch auf ihre individuelle Rolle und Aufgabe konzentrieren. Hat ein Teammitglied gerade keine Aufgabe und freie Kapazitäten, kann dies dem Teamleiter rückgemeldet werden.

- **Leitsatz 15: Setze Prioritäten dynamisch**

Eine Notfallsituation ist eine dynamische Situation, die sich fortwährend entwickelt und verändert. Somit verändern sich die Prioritäten. Hier ist es wichtig, dass der Teamführer diese wechselnden Prioritäten erkennt, koordiniert und delegiert.

5.4.4 Akronyme

Kommt es im Rahmen eines Patiententransports zu einem Zwischenfall oder Notfall, entsteht gerade für das Personal der Normalstationen, die i.d.R. weniger notfallerfahren sind Distress. Dieser Negativstress bewirkt eine Einengung des Denkens, welche das Denken und Handeln in Akut- oder Stresssituationen teilweise extrem einschränkt. Um in Stresssituationen auf einfache Schemata zurückgreifen zu können und strukturiert zu arbeiten, kommen in der Medizin viele Akronyme zum Einsatz.

> Ein Akronym kann auch als ein Initialwort bezeichnet werden, welches zusammenhängende Dinge übersichtlich gestaltet und einprägend ist. Hierbei werden die Anfangsbuchstaben der Maßnahmen oder Schlagwörter zu einem »Merkwort« zusammengefügt.

Im Folgenden werden die Akronyme zu verschiedenen Situationen zugeordnet, um eine Übersicht zu gewährleisten.

Akronyme zur Strukturierung einer Übergabe

Eine strukturierte Übergabe ist elementar, um einen Patienten adäquat versorgen zu können.

- **SBAR-Schema**

Um den interprofessionellen Informationsfluss zu fördern und keine wichtigen Fakten zu unterschlagen, wird das SBAR-Schema von der ERC empfohlen (ERC 2015):

- **S**ituation: Patientendaten und Situationsbeschreibung,
- **B**ackground: Diagnose, Aufnahmedatum, Anamnese und Behandlungsverlauf,
- **A**ssessment: Veränderungen beschreiben: Neurologie, Atmung, Vitaldaten, Haut und Wundsituation, Schmerzen, Gastrointestinale Funktion, Einschränkungen des Bewegungsapparats,
- **R**ecommendation: Empfehlungen zur Weiterbehandlung und Pflege des Patienten.

- **BAUM-Schema**

Ein weiteres Übergabeschema ist das sog. BAUM-Schema der Universität Frankfurt am Main, welches z. B. bei der Übergabe zwischen Notfallsanitäter und Notarzt genutzt wird. Es setzt sich aus den Worten

- **B**estand (Patientendaten und Situationsbeschreibung vor Ort),
- **A**namnese des Patienten, durchgeführter
- **U**ntersuchungen und den darauf folgenden
- **M**aßnahmen zusammen.

Hierdurch erlangt der Notarzt einen Abriss über die bisher eingeleitete Therapie und kann dann gemeinsam mit dem Team der Notfallsanitäter den weiteren Verlauf strukturieren.

Akronym zur Anforderung von Hilfe

Vielen sind die Grundakronyme der Erste-Hilfe-Ausbildung im Rahmen des Führerscheinerwerbs noch vor Augen:

- **5 W's**

Die 5 W's, in welchen die Struktur zum Absetzen eines Hilferufs gegeben wird:

- **Wo** ist der Notfall? z. B. CT im EG oder 1. OG, in der Ambulanz?

- **Was** ist geschehen? Allergischer Schock, Kreislaufstill-
  stand?
- **Wie viele** Verletzte? Innerklinisch meist 1 Patient.
- **Welche** Verletzungen liegen vor?
- **Warten** auf Rückfragen.

Um auch innerhalb einer Klinik Hilfe anfordern zu können,
ist es jederzeit wichtig, zu wissen wo genau jeder Einzelne
sich befindet (Station, Etage, Abteilung, Zimmernummer).

Akronyme für das Auffinden von Patienten und Strukturierung der klinischen Untersuchung

Um eine schnelle Übersicht an einem Notfallort zu erreichen, können folgende Akronyme angewendet werden.

- **BAP-Schema**

Zur schnellen Orientierung der Patientensituation hat sich
auch das BAP-Schema im Rettungsdienst etabliert.

- **B**ewusstsein, die Bewusstseinslage des Patienten kann
  von Bewusstseinsklarheit über Somnolenz bis hin zum
  Koma reichen. Zur ersten Kontaktaufnahme wird der
  Patient angesprochen, reagiert er nicht, wird er unter
  weiterem, lautem Ansprechen an der Schulter gerüttelt.
  Ist dies ebenfalls frustran, wird ein Schmerzreiz gesetzt.
- **A**tmung, zur Überprüfung der Atmung und zum
  Freimachen der oberen Atemwege muss der Kopf des
  Patienten rekliniert werden. Vor der Reklination ist der
  Mund-Rachen-Raum auf Fremdkörper hin zu inspizieren, diese sind zu entfernen, da es ansonsten zur Aspiration kommt. Nach der Reklination beugt sich der
  Helfer mit einem Ohr und Blickrichtung auf den
  Patient, über Mund und Nase des Patienten. Eine Hand
  wird auf den Thorax gelegt. Somit ist es möglich, durch
  sehen, hören und fühlen die Atmung zu überprüfen.

▬ **P**uls, die gängigen, der Pulsmessung gut zugänglichen Taststellen sind: A. radialis, A. carotis und die A. femoralis. Ist der Puls z. B. durch Stenosen auf einer Seite nicht tastbar, muss zur Kontrolle die gegenüberliegende Seite palpiert werden. Außer bei ausgeprägter Bradykardie sollte die Messung nicht länger als 10 Sekunden in Anspruch nehmen.

Aufgrund der aktuellen ERC-Guidelines 2015, ist aber davon auszugehen, dass das BAP-Schema seinen Stellenwert in der Erstuntersuchung verliert, da das Erheben des Pulsstatus zu lange dauert und zu unsicher ist. Das Erheben eines Pulsstatus bleibt aber weiterhin zur Überprüfung der Pulsqualität (vorhanden, kräftig, schwach) der Frequenz (Normo-, Brady-, Tachykardie) und Rhythmik (Regelmäßig, Extrasystolen) für bestimmte Patienten unverzichtbar.

■ **BE PRO LIFE**

Im Rahmen des Auffindens von Personen kann der Helfer sich anhand des Leitsatzes »BE PRO LIFE« auf einen Handlungsablauf stützen. Dieses Akronym ist ein englischer Leitsatz, wird aber von deutschen Handlungsanweisungen ausgefüllt und ist nicht als Priorisierung zu verstehen, sondern als Gedächtnisstütze aller Maßnahmen:

▬ **B**lutzucker messen,
▬ **E**rheben der Kurzanamnese,
▬ **P**uls fühlen,
▬ **R**R messen,
▬ **O**xygenierung prüfen,
▬ **L**unge auskultieren,
▬ **I**nhalation von Sauerstoff (bei Bedarf),
▬ **F**lexüle legen (venösen/intraossären Zugang legen),
▬ **E**KG ableiten.

▪ ABCDE-Schema

Das ABCDE-Schema ist ein Bestandteil des internationalen Schulungskonzepts. Das ABCDE-Schema verleiht v. a. der klinischen Untersuchung eines Patienten Struktur:

— **A**irway: Freie Atemwege vorhanden? Vorhandensein der Spontanatmung? Schwellung im Bereich der Atemwege oder Risiko hierzu? Ist eine HWS-Immobilisation notwendig?

— **B**reathing: Anzeichen von einer Zyanose? Messwert der Sauerstoffmessung? Atemmuster und Thoraxbewegungen? Ergebnis der Auskultation der Lunge?

— **C**irculation: Vorhandensein eines Kreislaufs? RR- und HF-Werte? Anzeichen für innere oder äußere Blutungen sowie Frakturen? Rekapillarisierungszeit des Nagelbetts zur Erfassung einer Zentralisation?

— **D**isability: Neurologische Funktionseinschränkungen? Pupillenreaktion? Werte der Glasgow-Koma-Skala? Blutzuckerwerte? Anzeichen für eine Intoxikation?

— **E**nvironment: Werden weitere Verletzungen nach völligem Entkleiden sichtbar? Wie kann der Patient vor einer Hypothermie geschützt werden?

▪ SAMPLE-Schema

Das ABCDE-Schema wird meist durch das SAMPLE-Schema ergänzt, welches der besseren Anamneseerhebung dient und v. a. im Bereich einer notfallmäßigen Narkoseeinleitung eine Übersicht schafft:

— **S**ymptoms: Welche Symptome weist der Patient auf?

— **A**llergies: Welche Allergien hat der Patient? Allergieausweis vorhanden?

— **M**edication: Welche Medikamente nimmt der Patient routinemäßig ein?

— **P**ast Medical History: Vorerkrankungen, Krankengeschichte oder Verlauf bekannt?

- **L**ast Oral Intake: Wann war die letzte Mahlzeit, Trinken, Zigarette des Patienten?
- **E**vent Prior to Incident: Welche Ereignisse traten direkt vor dem Unfall auf?

- **IPPA(F)-Schema**

In der Ausbildung von Notärzten und Rettungsdienstpersonal hat sich, zur Untersuchung von Notfallpatienten auch das IPPA(F)-Schema bewährt, welches eine Systematik zum Ablauf der Notfalluntersuchung darstellt.

- **I**nspektion, hierfür muss der Patient zuvor entkleidet werden. Dabei achtet der Untersucher auf erkennbare Verletzungszeichen (Wunden, Hämatome, Fehlstellungen) Auch die Körperöffnungen (Mund, Nase, Ohr) werden auf Blut und Fremdkörper untersucht.
- **P**alpation, beinhaltet das Abtasten der Körperstrukturen Schädel, Hals, Thorax, Abdomen, Becken und der Extremitäten. Dabei achtet wird auf Frakturzeichen geachtet und die Stabilität von Thorax und Becken überprüft. Der Untersuchende sollte dem Patienten während der Palpation ins Gesicht schauen, um Schmerzreaktionen feststellen zu können. Zusätzlich kann der Puls an verschiedenen Stellen des Körpers palpiert werden, um die Durchblutung zu überprüfen.
- **P**erkussion beschreibt das zur Diagnostik durchgeführte Abklopfen der Körperoberfläche. Dabei wird das unter der Körperoberfläche liegende Gewebe in Schwingungen versetzt. Die daraus resultierenden Schallqualitäten geben Aufschluss über den Zustand des Gewebes. So kann die Größe und Lage eines Organs oder der Luftgehalt des Gewebes abgeschätzt werden. Dazu legt einen Finger auf die Körperoberfläche und klopft mit einem Finger der anderen Hand darauf. Die Schallqualität gibt Aufschluss über den Organbefund:

— sonorer Klopfschall: bei Perkussion der gesunden
    Lunge hörbarer hohler Ton,
— hypersonorer Klopfschall (lauter und hohler als
    sonorer Klopfschall, sog. »Schachtelton«): Hinweis
    auf übermäßigen Luftgehalt, z. B. bei Lungen-
    emphysem, Asthma, Pneumothorax usw.
— gedämpfter Klopfschall (leiser und kürzerer Ton,
    vergleichbar dem bei Beklopfen des Oberschenkels,
    sog, »Schenkelschall«): Hinweis auf vermindertem
    Luftgehalt oder Flüssigkeitsansammlung, z. B. bei
    Aszites, Pleuraerguss, Pneumonie usw.
— tympanitischer Klopfschall (hohler, beinahe musi-
    kalischer paukenähnlicher Klang): Hinweis auf luft-
    gefüllte Hohlräume, wie bei Kaverne, luftgefülltem
    Magen oder Darm.
— **A**uskultation, erfolgt mittels Stethoskop und dient der
    Befunderhebung von Lunge, Herz und Bauch. Dabei
    wird die Lunge im direkten seitenvergleich auskultiert
    und gibt somit Auskunft über die Lungenbelüftung.
    Die Auskultation des Abdomens dient zur Feststellung
    der Darmfunktion oder der Erhebung kindlicher Herz-
    töne bei Schwangeren. Sie ist eine einfach zu erler-
    nende Untersuchungsmethode, die jedoch sehr von der
    Erfahrung des Untersuchers und der Qualität des
    Stethoskops abhängig ist.
— **F**unktionskontrolle, findet nur statt, wenn zuvor
    ausgeschlossen worden ist, dass durch diese Unter-
    suchung von Gelenken, Muskeln und Nerven keine
    weitere Schädigung erfolgt. Dabei werden die
    wichtigsten großen Gelenke werden auf ihre Funktion
    überprüft und nach Aufforderung vom Patienten
    selbst bzw. vom Untersuchenden durchbewegt.
    In der neueren Literatur wird gerade für die Präkli-
    nik die Funktionsprüfung nicht mehr empfohlen
    da sie mit einem erheblichen Risiko behaftet ist und

keinen Vorteil in der präklinischen Situation mit sich bringt.

Akronyme in bestimmten Situationen oder Patientengruppen

- **MONA-Schema**

Vielfach bekannt ist das MONA-Schema im Rahmen eines akuten Koronarsyndroms, welches durch eine Oberkörperhochlagerung ergänzt wird:

- **M**orphin: Morphingabe 3–5 mg i.v. fraktioniert,
- **O**xygen: Sauerstoffgabe bei einer SpO_2 ≤94%,
- **N**itroglycerin: Gabe bei RR >90 mmHg und persistierender Angina pectoris,
- **A**cetylsalicylsäure: Acetylsalicylsäure 150–300 mg i.v. oder p.o.

- **4 H's und HITS**

Innerklinisch wie außerklinisch werden viele weitere Akronyme angewendet. So gibt es besonders für den Herzkreislaufstillstand zwei Akronyme, welche nach Empfehlung des ERC gemeinsam betrachtet werden sollten:

Die 4 H's vereinfachen den Überblick über folgende mögliche Ursachen eines Herzkreislaufstillstands:

- **H**ypoxie,
- **H**ypovolämie,
- **H**ypo-/**H**yperkaliämie und
- **H**ypothermie.

Des Weiteren greifen die HITS weitere reversible Ursachen für einen Herzkreislaufstillstand auf:

- **H**erzbeuteltamponade,
- **I**ntoxikation,
- **T**hromboembolie und
- **S**pannungspneumothorax.

■ DOPES-Schema

Speziell beim beatmeten Patienten kann zur Ursachenklärung eines Sauerstoffabfalls das DOPES-Schema genutzt werden:

— **D**islokation des Tubus,
— **O**bstruktion des Tubus durch Schleim oder Abknicken,
— **P**neumothorax,
— **E**quipmentversagen: Funktionsstörung des Beamtungsgeräts oder des Materials,
— **S**tomach: Überblähung des Magens durch Maskenbeatmung.

> ❯ Anhand von Akronymen können in Notfallsituationen Strukturen verdeutlicht und Sicherheit gegeben werden, da die Kollegen anhand des Akronyms Hilfestellung erlangen können und wichtige Handlungspunkte oder Differenzialdiagnosen nicht übersehen werden. Akronyme sollten in den Alltag mit einbezogen werden, sodass sie in einer Stresssituation einfach abrufbar sind. Nur durch regelmäßiges Anwenden kann in Notfallsituationen gewinnbringend darauf zurückgegriffen werden.

Literatur

Happel O, Papenfuß T, Kranke P (2010) Schockraummanagement. Anästhesiol Intensivmed Notfallmed Schmerzther 45: 408–414

Happel, O. et al (2010): Schockraummanagement – Simulation, Teamtraining und Kommunikation. In: AINS. Thieme Verlag. Ausgabe 45 S. 408–414

St.Pierre, M; Hofinger, G; Buerschaper C. (2011) Notfallmanagement, Human Factors in der Akutmedizin. Springer, Berlin Heidelberg

St.Pierre M, Scholle A, Strembski D, Breuer G. (2012) Äußern Assistenzärzte und Pflegekräfte sicherheitsrelevante Bedenken? Anästhesist 61: 857–866

Pierre M, Breuer G (2013) Simulation in der Medizin. Human Factors und CRM. Springer Heidelberg Berlin

Risser DT, Rice MM, Salisbury ML et al. (1999) The potential for improved teamwork to reduce medical errors in the emergency department. The MedTeams Research Consortium. Ann Emerg Med 34: 373–383

Sexton JB, Thomas EJ, Helmreich RL (2000) Error, stress, and teamwork in medicine and aviation. BMJ 320: 745–749

Stemmler J, Hecker U (2016) Notfallkommando. Kommunikation in Notfall-situationen für Gesundheitsberufen. Springer, Berlin Heidelberg

Tewes R (2015) Wie bitte? Kommunikation in Pflegeberufen. Springer, Berlin Heidelberg

Soar J, Nolan JP, Böttoger BW (2015) Erweiterte Reanimationsmaßnahmen des Erwachsenen – Kapitel 3 der Leitlinien zur Reanimation 2015 des European Resusication Council. Notfall + Rettungsmed 8: 770. doi:10.1007/s10049-015-0085-x

Patiententransport zum OP, im OP und aus dem OP

Eric Meier

U. Hecker, E. Meier, *Unterwegs im Krankenhaus – Pflegerische Aufgaben beim Patiententransport (Top im Gesundheitsjob)*, DOI 10.1007/978-3-662-53192-1_6
© Springer-Verlag Berlin Heidelberg 2017

6.1   Transport zum OP

Der Patiententransport zum OP stellt in Kliniken mit einer Chirurgie vermutlich einer der am meisten durchgeführten Patiententransporte dar. Im Gegensatz zu Transporten zur Diagnostik wird der Patient nicht direkt wieder zurückübernommen, sondern geht nach erfolgter Operation in den Aufwachraum und in einigen Fällen auch zuerst auf die Intensivstation. Auch sind die Vorbereitungen zum Transport in den OP deutlich anders durchzuführen als die Transporte zur Diagnostik. Das nachfolgende Kapitel beschäftigt sich mit den OP-Transporten, den Vorbereitungen, Voraussetzungen und der Durchführung. Der Rücktransport bzw. die Übernahme aus dem Aufwachraum oder der Intensivstation wird daher in ▶ Kap. 9 und ▶ Kap. 10 beschrieben.

6.1.1　Vorbereitungen für den Transport

Der Patiententransport in den OP benötigt diverse Vorbereitungen, die einerseits den Patienten und andererseits die Struktur und Organisation betreffen. Um einen reibungslosen Ablauf der geplanten OP-Pläne zu gewährleisten, hat der Patiententransport einen sehr hohen Stellenwert inne. Der Patient muss rechtzeitig vorbereitet und transportfähig sein, um Verzögerungen im OP-Programm zu verhindern.

Patientenvorbereitung

Hier unterscheidet es sich zunächst, ob ein Patient an erster Stelle im OP-Programm steht oder nicht. In den meisten Kliniken gibt es Regelungen, dass der Patient, der an erster Stelle des OP-Programms steht, zu einem definierten Zeitpunkt an der OP-Schleuse erwartet wird; meist zwischen 07:00 und 08:00 Uhr. Aus diesem Grund ist es wichtig, die Vorbereitungen des Patienten frühzeitig direkt zu Dienstbeginn des Frühdienstes oder noch im Nachtdienst zu treffen, damit der Patient pünktlich vorbereitet ist und der Transport zeitgerecht durchgeführt werden kann.

Im Gegensatz dazu werden Patienten, die später auf dem OP-Programm stehen, aktiv durch den OP-Koordinator oder die OP-Pflege abgerufen, sodass dann mit den Vorbereitungen begonnen werden kann. Auch hier ist wichtig zu beachten, dass viele Operationen in ihrem zeitlichen Verlauf abgeschätzt werden können, und somit der nachfolgende Patient rechtzeitig vorher über den ungefähren Zeitpunkt des Transports informiert ist. Dementsprechend können auch Vorbereitungen ohne Abruf des OP's schon frühzeitig begonnen werden, und lediglich die Prämedikation erst nach Abruf verabreicht werden.

Zu den direkten Patientenvorbereitungen zählen:

- Rasur des OP Gebietes nach Standard,
- Anlegen der Antithrombosestrümpfe,

- Anlegen eines Namensbands,
- Anlegen der OP-Bekleidung (Hemd, Haube, Netz-unterwäsche),
- Ablegen von Schmuck, persönlichen Gegenständen,
- Gabe der Prämedikation.

Nach der Einnahme der Prämedikation sollte der Patient aus Sicherheitsgründen das Patientenbett nicht mehr eigenständig verlassen. Viele Patienten reagieren mit Müdigkeit auf die Prämedikation, ein selbstständiges Aufstehen fördert dabei die Sturzgefahr. Darüber sind Patienten frühzeitig zu unterrichten und mit einer Patientenklingel auszustatten, sodass entsprechende Unterstützung durch Pflegekräfte angefordert werden kann.

Zu den weiteren Vorbereitungen gehören:
- Kontrolle der Patientendaten, Patientenidentifikation und Beschriftung des Bettes,
- Überprüfung und Kontrolle der Nahrungskarenz,
- Überprüfung von Einwilligungen und Unterschriften,
- Überprüfung von Laborparametern,
- Bereitstellen der benötigen Unterlagen, Patientenakte, Ausdruck des aktuellen Labors,
- Sicherstellung der Einnahme benötigter und angeordneter Medikamente.

Im Rahmen der Patientensicherheit sollte es in jeder Klinik entsprechende Checklisten geben, welche abgearbeitet werden müssen, bevor ein Patient in den OP gebracht wird. Entsprechende Checklisten werden von der WHO und den verschiedenen Gesellschaften für Chirurgie gefordert und umfassen nicht nur den stationären Bereich sondern auch die Bereiche der Einleitung, vor dem Schnitt sowie dem OP-Ende.

6.1.2   **Patiententransport**

… die Checkliste …

Die frisch examinierte Pflegekraft Frau Neubert hat ihre 2. Woche auf einer chirurgischen Normalstation. Heute muss Herr Schulz in den OP. Gegen 09:00 Uhr hat der OP angerufen und sie wurde darüber informiert, dass sie Herrn Schulz vorbereiten kann. Um 09:30 Uhr steht sie vor der OP-Schleuse. Bei der Übergabe an das Anästhesiepersonal fällt auf, dass der Patient keine Prämedikation bekommen hat, die Zahnprothese noch sitzt und die Antithrombosestrümpfe fehlen. Die Checkliste, auf der das alles steht, liegt in der Kurve und wurde von Frau Neubert nicht überprüft. Frau Neubert muss in Windeseile mit der Zahnprothese zurück auf Station und mit Strümpfen wieder zur OP-Schleuse.

Sind alle Vorbereitungen abgeschlossen, kann der Transport in den OP starten. Ein prämedizierter Patient sollte grundsätzlich nur durch entsprechend qualifiziertes Pflegefachpersonal befördert werden. Genaue Gefahren der Prämedikation werden in ► Abschn. 6.4 beschrieben. Wichtig ist die permanente Betreuung des Patienten. Während des Transports in den OP steigt oftmals die Nervosität des Patienten zunehmend an. Dies muss beachtet werden und eine stetige Patientenbetreuung stattfinden. Aus diesem Grund darf auch der Patient nicht einfach vor der Schleuse abgestellt werden, sondern sollte an die Kollegen der Anästhesie übergeben werden, sodass der Patient nicht alleine auf einem Krankenhausflur verweilt.

Neben der Patientenbetreuung sollte auf jeden Fall auch auf Schutz vor Zugluft und Besuchern geachtet werden. Die Intimsphäre des Patienten gilt es auf jeden Fall zu schützen. Auch sollte erwogen werden, dem Patienten bereits auf der Station einen venösen Zugang zu legen und eine Vollelektrolylösung (VEL) anzuhängen, da Patienten durch die präoperative Nahrungskarenz oftmals eine Hypovolämie aufweisen. Durch diese kühlen sie schneller aus und fühlen sich auch oftmals unwohl. Die Hypovolämie kann in Verbindung mit der Prämedikation häufig zu Schwindel mit Übelkeit führen. Eine entsprechende Infusionstherapie zur Verhinderung einer Hypovolämie kann somit auch das perioperative Befinden des Patienten steigern und verbessern. Weiterhin sollte die Sturzgefahr beachtet werden. Gerade prämedizierte Patienten können sich unkontrolliert im Bett bewegen und herausfallen. Hierzu empfiehlt es sich für den Transport die Bettgitter zu schließen, sofern diese im Bett verbaut sind, um somit die Gefahr eines Sturzes zu minimieren.

Der Patient muss zwingend dem OP-Bereich, meist der Anästhesiepflege, übergeben werden. Nur somit ist auch beim prämedizierten, evtl. müden Patienten eine ausreichende Patientenidentifikation möglich. Außerdem kann somit gewährleistet werden, dass der Patient nicht mit seiner Angst alleine gelassen wird. Für evtl. auftretende Komplikationen durch die Prämedikation oder ähnliches ist dann auch jederzeit jemand vorhanden, der den Patientenzustand interpretieren und Erstmaßnahmen einladen kann.

> **Die Autoren sind der Auffassung das Patienten mit einer Prämedikation niemals alleine durch ungeschultes Personal transportiert werden dürfen!**

In größeren Kliniken gibt es oftmals mehrere OP-Säle, die teilweise über verschiedene Schleusen zu erreichen sind. Daher muss darauf geachtet werden, dass der richtige Patient zur richtigen Zeit an der richtigen OP-Schleuse ist. Da die meisten Punkte zeitgleich am Morgen starten, kann es hier zu einem großen Patientenaufkommen kommen (◘ Abb. 6.1). Die OP-Koordination sollte daher die Zeiten der Patientenankunft optimieren, damit es zu keinem Stau an der OP-Schleuse kommt.

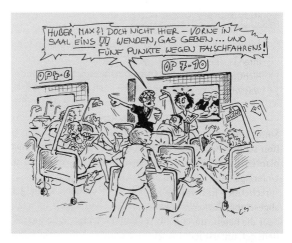

■ **Abb. 6.1** Stau vor der Schleuse

6.1.3 Übergabe an das OP-Team

Oftmals wird der Patient durch die Anästhesiepflege oder den Anästhesisten an der OP-Schleuse in Empfang genommen. Bevor eine Umlagerung auf den OP-Tisch stattfindet, müssen zwingend die Patientendaten und der Patientenzustand überprüft werden. Dazu gehören eine eindeutige Patientenidentifikation mit Name und Geburtsdatum. Weiterhin müssen geplante OP, Nüchternheit und Einnahme von Medikamenten abgefragt werden. Die Fragen sollten an den Patienten so gestellt werden, dass er sie entsprechend beantworten muss.

Praxistipp

Falsch: »Sie sind Hr. Schmidt und heute operieren wir Ihren Leistenbruch, richtig?«

Richtig: »Wie heißen Sie? Wann ist Ihr Geburtstag und was wird heute operiert?«

Somit können auch Patienten, die aufgrund der Prämedikation schon etwas schläfrig sind, ihre Identität und den geplanten Eingriff genau bestätigen. Weiterhin müssen die Unterlagen auf Vollständigkeit und das Vorhandensein entsprechender Einwilligungen kontrolliert werden. Ist dies abgeschlossen, kann eine Umlagerung auf den OP-Tisch oder die Lafette durchgeführt werden. Hierbei muss der Patient ggf. unterstützt werden.

6.2 Transport im OP-Bereich

Die OP-Tische sind deutlich schmaler als ein Patientenbett. Besonders auf diesen Tischen muss darauf geachtet werden, dass der Patient nicht herunter stürzt und einen Schaden erleidet. Alle Tische sind mit Bändern zur Patientenfixierung ausgestattet, welche zwingend vor Fahrtbeginn zu schließen sind! Ebenfalls muss gerade im OP Bereich einer Hypothermie vorgebeugt werden. Die Temperatur im Operationssaal beträgt oftmals 18°C und auch der Flurbereich ist meist kühl. Durch den »atmosphärischen« Überdruck im OP, kommt es zudem beim Öffnen der Schleusentüren, zwangsläufig zu Zugluft. Eine vorgewärmte Decke und eine warme Unterlage auf dem OP-Tisch können bereits erste Auskühlungen verhindern. Im Bereich der Einleitung sollte sofort ein Wärmemanagement z. B. mittels Warmluftgebläse (WarmTouch, Level one Equator) gestartet werden.

■ **Aus der Einleitung in den OP**

Auch der Transport aus dem Einleitungsraum der Anästhesie in den OP-Saal stellt einen Patiententransport dar. Dieser ist entsprechend sorgfältig durchzuführen. Die Patienten sind bei diesem Transport bereits intubiert. Daher muss dieser entsprechend routiniert ablaufen, um keine Patientengefährdung zu provozieren. Meist werden für den kurzen Transport die Beatmung diskonnektiert und das Monitoring ganz, oder teilweise entfernt.

❯ Diese Vorgehensweise ist als sehr kritisch zu beachten, weil in diesem Moment keinerlei Patientenüberwachung stattfindet – außer durch den »klinischen Blick«.

Grundsätzlich muss auch hier darauf geachtet werden, dass die Transportzeit möglichst kurz gehalten wird und keine Gefahr durch Verlust von Zugängen oder Sonden bzw. Drainagen besteht. Dementsprechend sind diese zu sichern und so zu lagern, dass die Gefahr des Hängenbleibens an Türrahmen o. ä. verringert wird.

Im Operationssaal angekommen wird als erstes die Beatmung konnektiert. Anschließend muss das Monitoring angeschlossen werden, um die Patientensituation zu überwachen. Nachfolgend sollten Medikamente- und Infusionsleitungen entsprechend sortiert und befestigt werden, um Fehlern vorzubeugen. Eine abschließende Sichtung und adäquate Lagerung des Patienten ist obligat.

■ **Achtung, wacher Patient**

Bei wachen Patienten, die eine Spinal-, Peridual- oder Regionalanästhesie erhalten, gilt darüber hinaus besondere Vorsicht in der Kommunikation. Unabhängig von der Narkoseart berichten Patienten immer wieder darüber, dass sie mitbekommen haben, wie über sie gesprochen wird, weil das OP-Personal, einschließlich dem Operateur, nicht über das angewandte Anästhesieverfahren informiert war. Dies stellt ein absolutes »no-go« dar. Im Übrigen wäre es wünschenswert, dass sich gerade bei wachen Patienten auch das OP-Personal dem Patienten vorstellt.

6.3   Transport aus dem OP

Nach Beendigung der Operation gibt es mehrere Möglichkeiten: Entweder wird der Patient extubiert und spontanatmend in den Aufwachraum verlegt oder er wird nachbeatmet auf die Intensivstation oder in den Aufwachraum gebracht. Hier unterscheidet sich die Vorgehensweise vom Patientenzustand.

- Patienten, die intubiert und beatmet auf die Intensivstation oder zur Nachbeatmung in den Aufwachraum verlegt werden, müssen entsprechend für den Transport vorbereitet werden (▶ Kap. 11).
- Extubierte Patienten werden zur Beobachtung im Regelfall in den Aufwachraum verlegt und lassen sich mit geringerem Aufwand transportieren. Aber auch hier ist ein sehr großes Augenmerk auf verschiedene Aspekte des Patiententransports zu legen.

Während der Aufwachphase durchlaufen Patienten alle Stadien des Bewusstseinszustands, bis sie schließlich wieder voll orientiert und ausgeschlafen sind. Nach der Extubation im OP-Saal sind die Patienten häufig noch sehr verschlafen oder werden unruhig. Dies kann durch eine Hypothermie, Schmerzen, Übelkeit verursacht werden. Da in der Aufwachphase meist der Reiz des Beatmungszugangs vorhanden ist, und Patienten oftmals versuchen an den Tubus zu greifen, ist auch hier eine entsprechende Fixierung des Patienten auf dem OP-Tisch wichtig. Ist der Patient extubiert, kann er aus dem OP-Saal in die Schleuse gebracht werden.

Auf dem Weg dorthin kommt es oftmals vor, dass Patienten zunehmend und unkontrolliert die Extremitäten bewegen. Hier ist besondere Vorsicht indiziert, damit es nicht zu Verletzungen durch Hängenbleiben im Türrahmen oder unkontrollierte Bewegungsmaßnahmen der Patienten kommt. Genauso wie beim Transport in den OP sind die Fixiergurte des OP-Tischs zu schließen.

... Im Zweifel lieber mit! ... Ob ein Transport mit Monitoring oder nicht durchgeführt wird, sollte vom Patientenzustand abhängig gemacht werden. Sind nach Narkoseende und Extubation kreislaufwirksame Medikamente (Katecholamine) notwendig, so ist der Transport zwingend unter Monitorüberwachung durchzuführen. Ebenso werden die entsprechenden Medikamente während des Transports weiter verabreicht. Entsprechende Halterungen für Perfusoren, Monitoring und Infusionen sind zu nutzen. Ist der Patient kreislaufstabil und der Weg in den Aufwachraum kurz, so kann die Patientenüberwachung klinisch durch den Anästhesisten erfolgen. Es kann von Vorteil sein, eine Überwachung mittels tragbarem Pulsoxymeter durchzuführen. Hiermit kann sowohl die Pulsfrequenz und die Sauerstoffsättigung kontrolliert werden. Der notwendige Aufwand ist im Vergleich zur Monitorüberwachung sehr gering und schnell durchzuführen.

In der OP-Schleuse findet dann eine erneute Umlagerung des Patienten statt. Meist wird er hierfür mittels Rollbrett oder Transportband umgelagert. Hierbei ist auch auf die größtmögliche Sicherheit für den Patienten zu achten. Noch »aufwachende« Patienten bewegen sich meist sehr unkontrolliert. Im Patientenbett oder auf einer Patiententrage (meist im ambulanten OP-Bereich) ist dafür Sorge zu tragen, dass der Patient auf keinen Drainagen, Zugängen oder Infusionsleitungen liegt.

Die Bettgitter sind hier, sofern vorhanden, auf jeden Fall zu schließen um die Patientensicherheit zu erhöhen. In der Aufwachphase können die Patienten die Situation nicht einschätzen und drehen sich oftmals unkontrolliert im Bett. Um ein Herausfallen zu verhindern, ist für entsprechende Sicherheit zu sorgen. Auch hier ist es wichtig, den Patienten vor Zugluft zu schützen und die Intimsphäre zu wahren!

Eine permanente visuelle Überwachung der Atmung und ggf. der Kreislauffunktion (z. B. Hautkolorit, verbale Reaktion des Patienten, Tasten des Pulses) ist während des Transports in den Aufwachraum durchzuführen. Im Aufwachraum angekommen wird der Patient in die Obhut des dortigen Anästhesisten und des Aufwachraumpflegepersonals übergeben. Hier ist erneut eine detaillierte Übergabe über die Patientenidentität, den durchgeführten Eingriff sowie die daraus resultierenden Verhaltensweisen für Arzt, Pflegepersonal und Patienten durchzuführen. Ein entsprechendes Monitoring von EKG, SpO_2, Blutdruck sowie Atemfrequenz mit der vorgeschriebenen Dokumentation ist obligat. Der Transport des Patienten aus dem Aufwachraum auf die IMC oder Normalstation ist ▶ Kap. 9 nochmals genauer beschrieben.

❯ Patienten mit Katecholamintherapie, instabilen Kreislaufverhältnissen oder bei einem weiteren Weg in den Aufwachraum sind grundsätzlich monitorüberwacht zu verlegen! Bei allen anderen, stabilen Patienten, sollte mindestens eine Pulsoxymetrie durchgeführt werden, auch wenn der Weg in den Aufwachraum sehr kurz ist.

6.4 Exkurs Prämedikation

Eine geplante Operation bedeutet für jeden Patienten in der Regel Stress, Angst, Unsicherheit. Diese Faktoren führen zu entsprechenden Kreislaufreaktionen, z. B. einer Tachykardie, Hypertonie, Arrhythmien, erhöhter Schmerzempfindlichkeit, Übelkeit, Schwindel. Weiter Komplikationen können Schlafstörungen, Steigerung der Vigilanz, Beeinträchtigung der Kooperationsfähigkeit, Steigerung des O_2-Verbrauchs und des Stoffwechsels sein. Die medikamentöse Prämedikation soll diese negativen Faktoren einer Stresssituation mindern und somit sowohl den Patientenkomfort steigern als auch Komplikationen verhindern. Warum gerade für den Patiententransport ein gewisser Kenntnisstand über die medikamentöse Prämedikation erforderlich ist, soll dieser Exkurs aufzeigen.

6.4.1 Ziele der Prämedikation

Die medikamentöse Prämedikation hat unterschiedliche Ziele (nach Heck 2013, Latasch u. Knipfer 2004):

- Anxiolyse und Entspannung: Das Angstniveau wird herabgesetzt, dadurch verringert sich der Sympathikotonus, die Herzfrequenz fällt, Arrhythmien wird vorgebeugt, die Magensaftsekretion steigt nicht.
- Amnesie und Schlafinduktion: Präoperativ verbesserter Nachtschlaf, unangenehme Erinnerungen an die Narkose oder Operation wird vorgebeugt.
- Leichte Sedierung: Dämpfung sensorischer und psychomotorischer Funktionen, der Patient muss jedoch noch kooperativ sein.
- Analgesie: Schmerzlinderung, jedoch nur bei präoperativen Schmerzzuständen indiziert.
- Histaminrezeptorblockade: Vorbeugung einer allergischen Reaktion bei anaphylaktischer Prädisposition.
- Aspirationsprophylaxe: durch Alkalisierung und Sekretionshemmung der Magensäure.

- Vagolyse (sehr selten): Prophylaxe vagaler Reflexreaktionen oder bei Operationen im Mund-Kiefer-Bereich zur Sekretionshemmung.
- Antiemesis: Reduktion bzw. Verhinderung von Übelkeit, Erbrechen.

6.4.2 Medikamente zur Prämedikation

Für die verschiedenen Ziele der Prämedikation gibt es verschiedene Pharmaka (❏ Tab. 6.1), welche kombiniert oder einzeln eingesetzt werden können. Grundsätzlich ist die Auswahl der Prämedikation dem Anästhesisten zugeordnet, welcher diese in der Prämedikationsvisite entsprechend festlegt.

> Die Tabelle gilt nur als Übersicht und ersetzt auf keinen Fall eine genaue Information über die Wirkgruppen und Medikamente.

6.4.3 Prämedikation und Patienten-transport

Am Beispiel der Benzodiazepine wird näher beschrieben, warum das Wissen über die genutzten Medikamente, deren Wirkweise und v. a. deren Nebenwirkungen so wichtig für den Patiententransport sind.

Benzodiazepine wirken anxiolytisch, sedierend, schlafbahnend, antikonvulsiv, induzieren eine Amnesie sowie eine zentrale, muskelrelaxierende Wirkung.

In einer Klinik wird am häufigsten Midazolam, bekannt unter dem Handelsnamen Dormicum zur medikamentösen Prämedikation verwand. Midazolam zählt zu den kurzwirksamen Benzodiazepinen mit einer Halbwertszeit (HWZ) von 1–4 Stunden. Dieses gibt es sowohl als Lösung, als Tab-

◻ Tab. 6.1 Zielabhängige Eignung typischer Prämedikationsmedikamente

Ziel	Medikamentengruppe	Medikamente
Anxiolyse	Benzodiazepine	Midazolam (z. B. Dormicum), Oxazepam (z. B. Adumbran), Lorazepam (z. B. Tavor)
Sedierung	Benzodiazepine	Midazolam (z. B. Dormicum)
	Barbiturate	Phenobarbital (z. B. Luminal)
	Neuroleptika	Promethazin (z. B. Atosil)
Amnesie	Benzodiazepine	Midazolam (z. B. Dormicum), Oxazepam (z. B. Adumbran), Lorazepam (z. B. Tavor)
Analgesie	Opioide	Dolantin, Morphin
Antiemese	HT$_3$-Anatgonisten	Granisetron (z. B. Kevatril), Ondansetron (z. B. Zofran)
	H$_1$-Antagonist	Dimenhydrinat (z. B. Vomex)
	Dopaminantagonisten	Metoclopramid (z. B. MCP, Paspertin)
Histaminhemmung	H$_1$- und H$_2$-Blocker	Clemastin (z. B. Tavegil), Dimentinden (z. B. Fenistil), Ranitidin (z. B. Zantic)
Vagolyse	Anticholinergika	Atropin

lette und intravenös. Im klinischen Alltag zur Prämedikation werden meist Dosen zwischen 3,75 mg (½ Tablette) und 7,5 mg angeordnet. Die Gabe sollte 20–45 min präoperativ oral verabreicht werden. Der Wirkeintritt beginnt zwischen 12–18 Minuten nach oraler Gabe. Nebenwirkungen von Dormicum können u. a. Benommenheit, Verwirrtheit, paradoxe Reaktionen, starke Müdigkeit, Aggressionen, Wahnvorstellungen, Halluzinationen, Albträume, Psychosen sowie Atem- und Kreislaufdepressionen sein. Die Fachinformation (Firma Roche) zu diesem Medikament beschreibt:

» Die Patienten müssen nach der Gabe von Dormicum 7,5 mg Filmtabletten entsprechend beobachtet werden, da die Empfindlichkeit einzelner Patienten unterschiedlich sein kann und Symptome einer Überdosierung auftreten können. (…) Bei älteren und/oder geschwächten Patienten ist eine Dosis von 7,5 mg empfohlen. Ältere Patienten zeigten eine längere Sedierung, weshalb bei diesen Patienten auch das Risiko einer atem- und einer kardiovaskulären Depression höher sein kann. Deshalb sollte Dormicum 7,5 mg Filmtabletten bei älteren Patienten sehr vorsichtig angewendet werden und wenn nötig, eine niedrigere Dosierung in Erwägung gezogen werden.

Bedenkt man, dass der maximale Plasmaspiegel des Medikamentes ca. 50 min nach Einnahme erreicht ist, können gerade auch in diesem Zeitraum die Nebenwirkungen auftreten oder am stärksten sein. Rechnet man die Zeit vom Abruf des Patienten (ca. 30–45 min präoperativ), die Vorbereitungen und dann die Transportzeit, ist die maximale Wirksamkeit meist zu Beginn bzw. während des Transports oder an der Schleuse erreicht. Wird der Patient nun durch unqualifiziertes Personal transportiert oder ohne Überwachung vor der OP-Schleuse abgestellt, können die Überwachungsmaßnahmen nicht adäquat durchgeführt werden. Patienten könnten aus dem Bett steigen, dabei kann es zu Verletzungen kommen. Ebenso kann es zu Agitation und Aggressionen kommen, wenn eine paradoxe Wirkung eintritt.

Noch gefährlicher ist – insbesondere bei älteren Patienten – die Gefahr einer Atem- und/oder Kreislaufdepression. Wird der Patient durch unqualifiziertes Personal (▶ Kap. 2) transportiert oder vor der OP-Schleuse geparkt, können die auftretenden Komplikationen nicht entsprechend erkannt werden. Patientengefährdungen werden in Kauf genommen. Dabei sollte jedem im Krankenhaus Tätigen bewusst sein, dass Atem- und/oder Kreislaufdepression sofort erkannt werden müssen, um eine sofortige Behandlung durch Beatmung und ggf. Reanimation einzuleiten. Dieses Erkennen einer Komplikation und die fachgerechte Durchführung einer Reanimation nach den aktuellen Leitlinien kann nur durch entsprechend qualifiziertes Personal eingeleitet werden.

> ❯ **Prämedizierte Patienten sind grundsätzlich durch qualifiziertes, examiniertes Pflegepersonal zu transportieren! Ein unbeobachtetes Abstellen vor einer OP-Schleuse oder der Transport durch nicht ausgebildetes Personal kann als Fahrlässigkeit definiert werden und im Schadensfall zu straf- und zivilrechtliche Konsequenzen nach sich ziehen!**

Literatur

Heck M, Fresenius M, Busch C (2013) Repetitorium Anästhesiologie. Springer, Berlin Heidelberg

http://www.fachinfo.de/pdf/005599. Fachinformation Dormicum 7,5 mg Filmtablette; Roche. Letzter Zugriff 07.06.2016

Latasch L, Knipfer E (2004) Anästhesie Intensivmedizin Intensivpflege, Urban Fischer, München

Patiententransport zu bestimmten Untersuchungen

Eric Meier

U. Hecker, E. Meier, *Unterwegs im Krankenhaus – Pflegerische Aufgaben beim Patiententransport (Top im Gesundheitsjob)*, DOI 10.1007/978-3-662-53192-1_7
© Springer-Verlag Berlin Heidelberg 2017

7.1 Grundsätzliches

Im folgenden Kapitel werden Patiententransporte zu bestimmten Untersuchungen und die entsprechenden Besonderheiten bei Vorbereitung und Durchführung beschrieben.

Der Patiententransport zu Untersuchungen entscheidet sich in vielen Punkten vom Transport in den OP. Bei letzterem sind meist umfangreichere Maßnahmen notwendig. Für den Transport in die Diagnostik sind die Maßnahmen häufig zwar geringer, müssen jedoch mit der gleichen Sorgfalt erledigt werden. Diese können in allgemeine und spezifische Vorbereitungen unterteilt werden.

7.1.1 Allgemeine Patientenvorbereitungen

Der Transport in die Untersuchung bedingt auch einige direkte Patientenvorbereitungen. Diese sind nochmals genauer in den entsprechenden Punkten zu den verschiedenen Untersuchungen erläutert. Grundsätzlich kann gesagt werden, dass jeder Patient über die bevorstehende Untersuchung aufgeklärt sein muss. Ein schriftliches Einverständnis ist je nach den Gegebenheiten der Klinik (z. B. abgedeckt durch den Behandlungsvertrag) anzunehmen. Soll eine Intervention stattfinden, so muss eine entsprechende unterschriebe Einwilligung vorliegen. Ebenso sollte der Patient über den ungefähren Zeitablauf (Termin, Dauer, Rückankunft auf Station) informiert werden, damit dieser zum geplanten Zeitpunkt auf Station ist. Auch Angehörige des Patienten sind ggf. hierüber zu informieren, damit sie nicht ausgerechnet im Zeitraum der Untersuchung den Patienten besuchen wollen

> ❯ Sofern der Patient nicht geschäftsfähig ist, ist der Betreuer hierüber frühzeitig zu informieren, gleiches gilt auch für Operationen.

Bei einzelnen Untersuchungen muss Kontrastmittel appliziert werden. Dafür ist eine ärztliche Anordnung notwendig. Ebenfalls muss der genaue Applikationszeitpunkt bekannt sein, damit das Kontrastmittel seine Wirkung optimal entfalten kann. Teilweise müssen weitere Medikamente vor der Untersuchung verabreicht werden. Auch hier sind die entsprechenden Applikationszeitpunkte und die ärztliche Anordnung verpflichtend.

Der Patient muss über Verhaltensweisen nach der Untersuchung aufgeklärt und informiert werden, ggf. muss er vor der Untersuchung eine Nahrungskarenz einhalten. Diese ist ihm ebenfalls rechtzeitig mitzuteilen.

Oftmals werden von den untersuchenden Einrichtungen (z. B. Radiologie, Gastroenterologie) bestimmte Laborparameter gewünscht, die am Tag der Untersuchung vorliegen müssen. Diese müssen vorab entsprechend angemeldet und abgenommen werden.

Je nach Klinik ist der Transport frühzeitig im EDV-System anzulegen, damit der Transportdienst rechtzeitig informiert ist. Wird dem Patienten eine Prämedikation verabreicht, so hat entsprechend qualifiziertes Personal den Transport durchzuführen.

7.1.2 Weitere Vorbereitungen

Wie bereits beschrieben findet kein Transport ohne ärztliche Anordnung statt. Dies bedeutet, dass die Untersuchung des Patienten auch rechtzeitig angeordnet sein muss, um stattzufinden. Dies geschieht in den verschiedenen Kliniken unterschiedlich. Entweder über ein komplettes EDV-System oder teils EDV-gestützt. Die Anmeldung ist eine ärztliche Aufgabe.

Medikamente, welche für die Untersuchung notwendig sind, sind entsprechend vom ärztlichen Dienst zu verordnen (▶ Abschn. 7.1.1).

Eine genaue Rücksprache mit der Zieleinrichtung ist notwendig, um die genaue Uhrzeit der Untersuchung bzw. Intervention zu erfahren, die Transportdauer zu kalkulieren und dementsprechend den Transport zu planen.

Ebenfalls muss geklärt werden, wie der Transport durchgeführt wird. Ist der Patient mobil und orientiert, kann er sitzend oder muss er liegend durchgeführt werden? Ebenfalls wichtig ist es vorab zu klären, ob während der Untersuchung oder Intervention Medikamente zur Analgesie oder Sedierung verabreicht werden. Dann ist es meist sinnvoller ist, den Patienten liegend zu transportieren, anstatt später das Bett leer zum Abholen mitzubringen. Teilweise wird der Patient nach erfolgter Analgosedierung kurzfristig in den Überwachungsbereich gebracht und dann von dort abgeholt (▶ Kap. 9).

Nach den jeweiligen Klinikvorgaben muss geklärt sein, ob der Transport durch einen Transportdienst oder durch die Pflegekräfte auf Station durchgeführt wird. Dafür sind die vorher beschriebenen Informationen wichtig, da kein Patient nach Applikation starker Analgetika oder Sedativa durch unqualifiziertes Transportpersonal transportiert werden darf.

Es muss zudem geklärt werden, ob der Patient nach der Untersuchung bzw. Intervention eine Sauerstoffgabe benötigt. Ist dies der Fall muss eine transportable O_2-Flasche mit Flowmeter bereitgestellt werden, die einen ausreichenden Füllstand haben muss, um während des Transports keine Unterbrechung der Sauerstoffversorgung in Kauf zu nehmen. Es empfiehlt sich zur Einschätzung der Patientensituation vor Transportbeginn eine kapilläre BGA durchzuführen, um den Gasaustausch einschätzen zu können. Benötigt der Patient für den Transport Sauerstoff, so sollte eine Überwachung mittels transportablem Pulsoxymeter stattfinden.

7.2   Transport zu speziellen Untersuchungen

7.2.1   Röntgen

Der Patiententransport zum Röntgen stellt vermutlich einer der häufigsten Patiententransporte dar. Oftmals können die Patienten präoperativ bzw. auf Normalstation das Röntgen zu Fuß ohne Begleitung aufsuchen, wenn die Untersuchung angemeldet ist. Hierbei ist jedoch zu beachten, dass der Patient entsprechend gangsicher und stabil ist. Sobald der Transport sitzend oder liegend durchgeführt werden muss, ist er in der Regel durch Personal durchzuführen. Transporte zum Röntgen sind meist komplikationslos und schnell durchführbar.

Besonderheiten

Beim Röntgen ist vor allem zu beachten, dass der Patient für die Untersuchung kurzfristig ruhig liegen muss. Weiterhin kann es vorkommen, dass die Einnahme eines Kontrastmittels notwendig ist. Hierbei ist das Augenmerk v. a. auf die Gefahr einer allergischen Reaktion auf das Kontrastmittel zu beachten. Sollte eine solche beobachtet werden, ist sofort ein Notfallteam zu informieren. Das Kontrastmittel kann sowohl intravenös als auch oral verabreicht werden. Wurde Kontrastmittel verabreicht, so ist der Patient nach dem Transport öfters zu überwachen. Wurde kein Kontrastmittel verabreicht, so ist eine Überwachung nicht notwendig.

7.2.2 Computertomographie

Der Transport zur Computertomographie kann ebenfalls sowohl sitzend als auch liegend durchgeführt werden. Auch hier können Patienten teilweise das CT eigenständig aufsuchen. Es gilt jedoch besonders in der Computertomographie einige Dinge zu beachten, welche für den Patiententransport eine Rolle spielen könnte.

Informationen über die geplante Untersuchungsart sollten frühzeitig eingeholt werden. Dazu gehören, ob der Patient nüchtern sein muss, ob Kontrastmittel grundsätzlich gegeben werden soll und wenn ja, ob dieses vor der Untersuchung oral verabreicht werden muss. Dementsprechend ist der Patient über die geplanten Interventionen aufzuklären.

Grundlagen der Untersuchung

Die Computertomographie funktioniert prinzipiell wie ein rotierendes Röntgengerät. Dies bedeutet, dass sich eine Röntgenröhre um den Patienten dreht. Gegenüberliegend sind die Detektoren, welche die abgeschwächten Röntgenstrahlen detektieren, aufnehmen und in ein Computersystem weiterleiten, welches diese auswertet. Somit kann der Körper in Schnittbildern angezeigt werden (Schnittbilddiagnostik). Die Strahlenbelastung ist im Vergleich zur konventionellen Röntgenuntersuchung deutlich erhöht, der Patient muss während der Untersuchung still liegen, damit die Bilder nicht durch Artefakte gestört werden (de Gryter 2004, Knipfer u. Koch 2008).

Es gibt verschiedene Formen der CT-Untersuchung je nach dem untersuchenden Körperteil:

- Kraniale CT (Abkürzung: cCT),
- Wirbelsäulen-CT,
- Ganzkörper-CT: z. B. von
    - Thorax,
    - Abdomen,
    - Extremitäten,
- HRCT (high resolution CT): Standardverfahren bei Bronchiektasen und Lungenfibrose,
- Angio-CT: zur Gefäßdarstellung,
- Kardio-CT, EKG getriggert,
- CT mit Drainagenanlage.

Die Untersuchung kann nicht im Patientenbett durchgeführt werden. Der Patient muss zwingend auf eine entsprechende Untersuchungsliege umgelagert werden.

Besonderheiten

▪ Kontrastmittel

Ein CT kann mit oder ohne Kontrastmittelgabe durchgeführt werden. Meist wird die native (ohne Kontrastmittelgabe) CT-Untersuchung zuerst durchgeführt. Im Anschluss daran kann auch kurzfristig noch darüber entschieden werden, ob eine Gabe von Kontrastmitteln notwendig ist. Hierbei ist zu beachten, dass diese sowohl intravenös, oral oder auch rektal verabreicht werden können. Auf eine entsprechende allergische Reaktion auf das meist jodhaltige Kontrastmittel muss geachtet werden. Viele Patienten klagen direkt nach Gabe des Kontrastmittels über Übelkeit, Hitzewallungen oder Schwindel. Sollte es zu einer allergischen Reaktion kommen, so ist zwingend ein Notfallteam zu informieren, da es oftmals zu einem Anschwellen der Atemwege kommt und eine frühzeitige Intubation notwendig werden kann. Ebenfalls sollten direkt bei Beginn einer allergischen Reaktion Antihistaminika sowie H_1- und H_2-Blocker durch einen Arzt verabreicht werden.

> ❯ Da das Kontrastmittel einen eigenen venösen Zugang benötigt, ist es sinnvoll für den Notfall, dass der Patient einen zweiten gesicherten intravenösen Zugang hat.

Es ist bei Patienten mit bekannter Kontrastmittelallergie durchaus möglich, Kontrastmittel zu verabreichen. Dies muss jedoch vorher bekannt sein und eine entsprechen Prophylaxe durch Medikamente eingeleitet werden. Solche Patienten müssen während der Untersuchung kontinuierlich monitorüberwacht werden. Ebenfalls muss ein entsprechend ausgebildeter Arzt anwesend sein, um auf Notfallsituationen adäquat reagieren zu können.

▪ Transport

Der Transport kann entweder sitzend oder liegend durchgeführt werden. Hierbei sollte darauf geachtet werden, wie mobil der Patient ist. Aus Gründen der Sicherheit sollte mindestens sitzend transportiert werden. Nur in Ausnahmefällen ist ein gehender Transport sinnhaft. Der liegende Transport sollte nur dann durchgeführt werden, wenn der Patient nicht in der Lage ist zu sitzen, eine Intervention geplant ist oder eine Prämedikation verabreicht worden ist. Der liegende Transport sollte durch 2 Personen durchgeführt werden, damit das Bettenschieben ergonomischer und besser durchgeführt werden kann.

Benötigt der Patient Sauerstoff, so ist dieser entsprechend mit zu nehmen. Der Patient sollte dann jedoch während des Transports pulsoxymetrisch überwacht werden. Damit schafft man zusätzliche Patientensicherheit. Ansonsten gelten alle weiteren Regeln des Patiententransports, z. B. Schutz vor Zugluft und Unterkühlung, Wahrung der Intimsphäre.

Im CT-Bereich angekommen, muss der Patient angemeldet werden. Teilweise muss der Patient aus dem Bett auf den CT-Tisch umgelagert werden. Hierbei haben sich Rollboards als sehr hilfreich, schnell, sicher und patientenschonend erwiesen. Das Bett ist zwingend vor der Umlagerung zu blockieren (Bremsen schließen) und auf jeder Seite sollte sich mindestens 1 Person befinden, um ein Herunterfallen des Patienten zu verhindern. Der Patient ist über die Umlagerungsmaßnahme zu informieren.

Beim sitzenden Transport kann der Patient meist kurz aufstehen und ggf. mit Hilfe ein bis zwei Schritte zum CT-Tisch gehen. Danach kann er entsprechend der Vorgaben gelagert werden.

> **Patienten, die für die Diagnostik Medikamente jeglicher Art erhalten haben, dürfen niemals ohne Beobachtung durch Personal auf dem Flur abgestellt werden!**

Es sollte eine permanente Beobachtung des Patienten möglich sein. Daher ist die Station oder das Transportteam frühzeitig zu informieren, damit der Patient in deren Obhut übergeben werden kann. Dies gilt insbesondere für Patienten, welche während der Diagnostik Kontrastmittel oder Sedativa verabreicht bekommen haben.

> **Ist der Patient wieder auf Station, so sind die evtl. benötigten Transportmaterialien nach Vorgabe zu säubern, desinfizieren und aufzubereiten und je nach ärztlicher Anordnung eine Patientenüberwachung durchzuführen.**

7.2.3 **Magnetresonanztomographie (MRT/Kernspin)**

Deutlich von den Vorbereitungen für eine Fahrt ins Röntgen oder CT unterscheidet sich der Transport zum MRT. Hier sind einige, lebenswichtige Besonderheiten zu beachten, da es sonst zu Schäden am Patient, Personal oder an den Geräten kommen kann.

Grundlagen der Untersuchung

Das MRT kann, ähnlich wie das CT, Schnittbilder des Körpers anfertigen. Es lassen sich durch hochleistungsfähige Computer und deren Berechnungen sowohl 2D- als auch 3D-Bilder von Geweben und Organen anfertigen. Der große Unterschied zur Computertomographie, welche über Röntgenstrahlen Bilder erzeugt, besteht darin, dass das MRT auf den elektromagnetischen Eigenschaften der Wasserstoffkerne basiert. Durch Magnetfelder und Hochfrequenzpulse sowie eine anschließende Messung der erzeugten Magnetisierung werden Daten erzeugt, welche im Computer in Bilder umgewandelt werden. Der Vorteil liegt v. a. in dem hervorragenden Weichteilkontrast, weswegen das MRT vorwiegend zur Diagnostik von Erkrankungen oder Veränderung im Weichteilgewebe wie z. B. Gehirn, Sehnen, Bänder, Organe, Nerven, Muskulatur oder des Herzens genutzt wird. Weiterhin bestehen keine Gesundheitsgefahren durch ionisierende Strahlung durch Röntgenröhren (Scheffel et al. 2012). MRT-Untersuchungen dauern recht lange, teilweise bis zu einer Stunde.

Schädliche Ereignisse oder negative Langzeitfolgen durch eine MRT-Untersuchung per se sind bislang nicht in der Literatur beschrieben (Weishaupt 2013).

> ❯ Alle bisherigen Unfälle oder Zwischenfälle im MRT wurden aufgrund von metallischen Gegenständen oder Fremdköpern verursacht (Weishaupt 2013).

Ein großes Problem des MRT ist der Lärm, der beim Erzeugen des Magnetfelds und der Radiowellen entsteht. Eine Lärmbelastung zwischen 65–120 dB ist möglich. Aus diesem Grund ist auf jeden Fall ein Gehörschutz für den Patienten vorzuhalten, um Lärmschäden zu vermeiden. Um die Patientensicherheit im MRT gewährleisten zu können, sind entsprechende Abfragen im Vorfeld erforderlich. Oftmals werden in einem speziellen Fragebogen v. a. folgende Aspekte abgefragt (Weishaupt 2013):

- Vorhandensein metallischer Fremdkörper (auch Granatsplitter bei älteren Patienten),
- Vorhandensein nicht MR-kompatibler Implantate, Prothesen, Geräte (z. B. Herzschrittmacher, künstliche Hüfte),
- Tätowierungen und permanenter Körperschmuck (besonders in blauen und schwarzen Farben, können eisenhaltige Pigmente enthalten sein, diese können, wenn auch selten, zu Schwellungen und Schmerzen durch die MRT führen),
- Klaustrophobie,
- Allergien.

Tatooschmerzen nach dem MRT

Der 25-jährige Zweitligafußballer Marco hat sich vor einiger Zeit ein großflächiges Unterschenkeltatoo stechen lassen. Dummerweise hat er sich beim letzten Spiel am Knie verletzt. Der Mannschaftsarzt hält eine MRT-Untersuchung für sinnvoll, die bei dem Profisportler sofort durchgeführt wird, nachdem der Patient über die möglichen Nebenwirkungen durch die Tätowierung »Schwellung und brennende Schmerzen im Bereich des Tatoos« aufgeklärt worden ist. Während der MRT-Untersuchung treten nur minimale, brennende Schmerzen im Bereich des Tatoos auf. Das MRT zeigt eine vordere Kreuzbandruptur, die zeitnah operiert wird.

Eine ausführliche Aufklärung des Patienten ist von besonderer Wichtigkeit, um evtl. Risiken frühzeitig abzuklären und das MRT ggf. unter besonderen Bedingungen oder in speziellen Zentren durchführen zu können. Wie bereits beschrieben stellt v. a. das Magnetfeld eine Gefahr für die Patienten. So können sich evtl. Metallteile erwärmen und zu Verbrennungen führen oder aus dem Körper gerissen werden. Aber auch in den Taschen vorhandene Metallgegenstände (z. B. Verbandsscheren des Personals) können auch bei MR-Geräten, welche im Standby sind, bereits in Richtung Spule gezogen werden.

Weiterhin gilt es zu beachten, dass auch im MRT spezielle Kontrastmittel verwendet werden können, welche ggf. zu allergischen Reaktionen führen können.

Durch die Enge der MRT-Röhre kann es zu Angst oder Panik kommen, ggf. muss eine medikamentöse Sedierung angedacht werden, die von einem Arzt durchzuführen ist. Danach sind im Patiententransport wieder bestimmte Regularien zu beachten.

Besonderheiten

▪ Patientenvorbereitung

Die Patientenvorbereitung muss für das MRT besonders gründlich durchgeführt werden, da hierdurch Zwischenfälle verhindert werden können. Neben der allgemeinen und speziellen Aufklärung über die Besonderheiten der MRT-Untersuchung durch den Arzt und muss die Pflegekraft besonderes Augenmerk auf verschiedene Dinge legen.

Ist der Termin und die Uhrzeit für die MR-Untersuchung bekannt, so sollte der Patient frühzeitig darüber informiert werden, wann diese stattfindet. Freie Termine im MRT sind schwierig zu bekommen, da die Geräte meist ausgelastet sind. Aus Gründen der Patientensicherheit sollte der Patient seine Kleidung ablegen und am besten Klinikkleidung ohne Metall (z. B. OP-Hemd ohne Metallknöpfe, Funktions-

kleidung) anziehen. Diese werden dem Patienten je nach
Klinik in der Radiologie bereitgestellt. Für stationäre Patienten empfiehlt es sich, dass sich diese bereits auf Station
umziehen. Weiterhin müssen alle Schmuckstücke, Uhren,
Ringe, Piercings etc. abgelegt und sicher verschlossen werden. Auch Zahnprothesen sollten nach Möglichkeit abgelegt
werden. Aus Gründen der Einfachheit sollten die Wertgegenstände bereits auf Station hinterlegt und eingeschlossen
werden. So entfällt die »Umkleidezeit« der stationären Patienten im MR-Bereich.

Auf Drainagen und Katheter muss geachtet werden.
Meist sind diese alle MR-tauglich.

> ❯ **Eine Besonderheit sind Blasenkatheter mit Tempera-
> turmesssonde, da diese aus Metall gefertigt sind.**

Oftmals bekommen Patienten im OP- oder Intensivbereich
solche Katheter gelegt und werden dann mit diesen auf
Normalstation verlegt. Ist dies der Fall, muss der Katheter
gewechselt werden. Dabei sollte die Notwendigkeit eines
neuen Blasenkatheters natürlich in die Überlegungen einbezogen werden.

Medikamentenpflaster, z. B. Opioid- oder Nitropflaster,
können metallbeschichtete Folien enthalten und müssen vor
der Untersuchung immer entfernt werden.

Magnetisch fixierte Augenprothesen müssen vor der
Untersuchung entfernt werden.

▪ **Kontraindikationen zum MRT**

Als absolute Kontraindikation für eine MRT Untersuchung
sind sämtliche elektronischen Implantate zu nennen. Hierzu
zählen Herzschrittmacher und implantierbare Defibrilla-
toren (ICD), Neurostimulatoren (spinal- oder zerebral),
subkutan implantierbare Insulinpumpen und Chochlea-
implantate. Ältere Mittelohrimplantate (Teflon- und Gold-
implantate) sind hingegen unproblematisch.

Metallenthaltende Implantate, z. B. Penisimplantate, sind Kontraindikationen für ein MRT, da der Patient durch die auftretenden Kräfte zwischen Magnetfeld des MRT und dem Implantat verletzt werden kann.

Eine erhöhte Vorsicht ist bei intraoperativ eingebrachten Metallclips, Stents und bei allen Arten von Herzklappen geboten. Hier kann die Kopie des Operationsberichts, der eine genaue Bezeichnung des implantierten Materials und die Typenbezeichnung beinhalten muss, Aufschluss über die Durchführbarkeit der Untersuchung verschaffen.

Bei Intrauterinpessaren und Diaphragmen muss nach der MRT-Untersuchung eine Lagekontrolle durch einen Gynäkologen stattfinden, da beide Metalle enthalten, und der Sitz durch das Magnetfeld verändert werden kann.

Eine bestehende Frühschwangerschaft (erstes Trimenon) gilt als relative Kontraindikation.

■ **Patiententransport**

Auch zum MRT kann der Transport sitzend oder liegend durchgeführt werden. Der Patient wird in einem entsprechend abgesicherten Vorbereitungsraum auf die MRT-Trage umgelagert werden, sofern er nicht in den Untersuchungsraum laufen kann. Der Rollstuhl oder auch das Bett können selbst bei einem MRT im Stand-by bereits Richtung Spule gezogen werden. Es gibt einige Fallberichte zu solchen Unfällen. Wird der Patient durch das Transportpersonal bzw. die betreuende Pflegekraft in den Untersuchungsraum begleitet, ist es von besonderer Wichtigkeit, dass auch die Pflegekraft darauf achtet, keine metallischen Gegenstände bei sich zu haben, bzw. diese vorher ablegt.

Es kann vorkommen, dass der Patient bereits im Vorfeld der Untersuchung aufgrund von Klaustrophobie eine Prämedikation in Form eines Benzodiazepins erhält. Ist dies der Fall, müssen entsprechende Überwachungsmaßnahmen durchgeführt werden. So ist der Patient nicht durch unqualifiziertes Personal zu transportieren sondern grundsätzlich durch eine examinierte Pflegeperson. Auch nach der Untersuchung sollte frühzeitig eine Information oder Abfrage erfolgen, ob der Patient während der Untersuchung eine Sedierung erhalten hat. Dementsprechend muss er dann ggf. liegend zurück transportiert werden. Auf jeden Fall ist auch in dieser Situation der Transport durch examiniertes Personal durchzuführen!

Sauerstoffflaschen dürfen nicht in den Untersuchungsraum gebracht werden, wird Sauerstoff benötigt, so ist dieser im Untersuchungsraum über die zentrale Gasversorgung sicherzustellen. Benötigt der Patient ein Monitoring, so muss dieses MRT-tauglich sein. Meist halten die entsprechenden MRT-Bereiche solches Monitoring vor. Dies betrifft auch die EKG Elektroden, die ggf. gewechselt werden müssen!

Der Rücktransport gestaltet sich entsprechend umgekehrt. Auch hier muss der Patient außerhalb des MRT-Bereichs umgelagert werden. Wurden Sedativa verabreicht, ist nach der Untersuchung in regelmäßigen Abständen die Kontrolle der Vitalparameter des Patienten durchzuführen.

> ❯ Zur MRT Untersuchung müssen alle metallenen, magnetischen Gegenstände vor Betreten der Untersuchungsräume abgelegt werden. Dies gilt sowohl für Patient als auch für das Personal. Auch im Stand-by-Betrieb besteht eine starke magnetische Anziehungskraft!

7.2.4 Angiographie

Die Angiographie gehört in vielen, größeren Kliniken bereits zur Standardausstattung. Je nach Expertise der radiologischen Fachabteilung können sehr viele Untersuchungen und Interventionen direkt in der Angiographie durchgeführt werden. Hierzu zählen auch Notfalleingriffe bei akuten Blutungen, Myokardinfarkten oder Schlaganfällen.

Grundlagen der Untersuchung bzw. Intervention

Die Angiographie beschreibt grundlegend zuerst einmal die Darstellung von Gefäßen durch Injektion eines Kontrastmittels. Der Patient wird auf einem entsprechenden Untersuchungstisch gelagert, dieser ist in 4 Richtungen beweglich. Weiterhin ist im Untersuchungsraum am Tisch eine entsprechende Röntgenröhre mit gegenüberliegenden Detektoren angebracht. Nach einem Gefäßzugang, der über verschiedene Gefäße erfolgen kann (arteriell und venös) wird über einen entsprechenden Draht das gewünschte Gefäßsystem sondiert und Kontrastmittel unter Durchleuchtung appliziert. Damit lassen sich die entsprechenden Gefäßverläufe darstellen und betrachten. Es können durch die Angiographie Gefäßverschlüsse, Aneurysmen, Rupturen oder auch Tumorversorgungen festgestellt werden.

Weiterhin bietet die Angiographie oftmals die Möglichkeit in gleicher Sitzung interventionell tätig zu werden. Ein sehr gutes Beispiel hierfür ist die Koronarangiographie. Hierbei kann beim akuten Myokardinfarkt über die Angiographie das betroffene Gefäß dargestellt werden und anschließend direkt eine Dilatation oder ein Stenting erfolgen. Ein weiteres Beispiel ist die Aneurysmaruptur, die in der Angiographie dargestellt und oftmals gecoilt oder gestentet werden kann. Weiterhin kann nach primärer CT-Diagnostik ein abdomineller Gefäßverschluss durch eine Angiographie wieder eröffnet werden. Auch Lungenarterienembolien können mittels Angiographie beseitigt werden.

Wichtig ist zu wissen, dass der Patient für die Angiographie flach liegen muss und viel Kontrastmittel verabreicht wird. Daher ist eine intensive und permanente Überwachung des Patienten erforderlich, damit eine evtl. allergische

Reaktion oder Unwohlsein direkt erkannt und behandelt werden kann.

Weiterhin ist die hohe Strahlenexposition bei längeren Diagnostiken oder Interventionen zu beachten. In einigen Fällen wird vor einer Angiographie eine CT-Diagnostik durchgeführt, um die betroffenen Gefäße zu verifizieren.

Besonderheiten

▪ Patientenvorbereitung

Bei geplanten Angiographien mit oder ohne Intervention gilt es, neben den allgemeinen Vorbereitungen wie Terminabstimmung, rechtzeitiger Transport etc., die Antikoagulation zu überwachen. Eine systemische Antikoagulation muss vor der Angiographie ggf. eingeleitet oder auch ausgesetzt werden. Hier kommt es immer auf die entsprechende Grunderkrankung und geplante Intervention an.

Weiterhin sollte der Patient für die geplante Angiographie nüchtern sein, da es während der Angiographie zu Komplikationen kommen kann, welche eine Intubation erforderlich machen. Um die Gefahr von Regurtation und Aspiration zu senken, sollte eine Nahrungskarenz gleich einer geplanten Operation eingehalten werden.

Der Patient sollte, sofern es sich um eine elektive Untersuchung handelt, bereits im Vorfeld an der Zugangsstelle rasiert werden. Oftmals werden als Gefäßzugang die A. oder V. femoralis, A. radialis oder ulnaris oder auch einen subklavikulärer Gefäßzugang genutzt. Ist die Punktionsstelle bekannt oder kann diese erfragt werden, sollte eine entsprechende Trimmung oder Rasur des Gebiets erfolgen, da die Punktion und die Angiographie vergleichbar mit einer Operation unter sterilen Bedingungen erfolgen.

Die entsprechende Patientenaufklärung und das Einholen des Einverständnisses müssen frühzeitig und durch einen Arzt erfolgen. Hierbei ist es vorteilhaft, wenn diese durch die Radiologie durchgeführt wird.

Da während der Angiographie viel Kontrastmittel appliziert wird, werden vor der Untersuchung die Nierenlaborwerte (Harnstoff, Kreatinin und Kreatininclearance) abgefragt. Diese müssen frühzeitig vorliegen und im Verlauf auch regelhaft kontrolliert werden, da das Kontrastmittel Einfluss auf die Nierenfunktion hat. Je nach geplanter Dauer der Angiographie sollte der Patient darüber aufgeklärt werden, dass er sowohl während der Intervention und auch danach nicht aufstehen kann, um die Toilette aufzusuchen. Eine Blasenkatheteranlage sollte erwogen werden, um somit während und auch nach der Angiographie die Miktion zu erleichtern. Ein weiterer Vorteil ist die bessere Kontrolle der Nierenfunktion, welche sich nach der Angiographie bzw. der Kontrastmittelapplikation verschlechtern kann.

In einigen Fällen kann für eine Angiographie eine Narkose erforderlich sein. Die Vorstellung in der Anästhesieabteilung, das Anmelden der Prämedikationsuntersuchung sowie die entsprechende Patientenvorbereitung für die Narkose sind durchzuführen.

Durch die Risiken einer Angiographie kann auch im Bereich der Normalstation ein Notfalltransport in die Angiographie indiziert sein, wenn ein Patient plötzlich nachblutet, einen Myokardinfarkt, Schlaganfall oder eine Lungenarterienembolie erleidet. Der Patient kann plötzlich instabil werden und ggf. muss der Transport auch unter Begleitung des Notfallteams durchgeführt werden. Daher sind Angiographiepatienten periinterventionell adäquat zu überwachen. Zudem Grund sollten sich alle Beteiligten insbesondere mit der Transportvorbereitung zur Angiographie auch unter Notfallsituationen oder als zeitkritische Transporte auseinandersetzen.

■ **Patiententransport**

Der Patiententransport in die Angiographie wird grundsätzlich liegend durchgeführt. Der Patient kann, wenn er entsprechend mobil ist, noch zum Untersuchungstisch laufen und sich selbst drauf legen. Da heutzutage oftmals noch ein Gefäßzugang in der Leiste genutzt wird, hat der Patient nach der Untersuchung mehrere Stunden Bettruhe und darf auch keine Knickung im Bereich der Hüfte durchführen. Von daher sollte der Transport bereits zur Angiographie liegend durchgeführt werden. Je nach Klinik kann es sein, dass der Patient nach der Angiographie noch vom Team der Angiographieeinheit nachbeobachtet wird und daher ein Bett vorhanden sein muss.

Bei elektiven Eingriffen kann es sein, dass Patienten ggf. eine Prämedikation erhalten. Dann sind sie durch examiniertes Pflegepersonal zu transportieren. Die Abholung der Patienten aus der Angiographie muss aufgrund des verabreichten Kontrastmittels und des Gefäßzugangs grundsätzlich durch examiniertes Pflegepersonal durchgeführt werden.

Benötigt der Patient Sauerstoff, so ist dieser entsprechend mitzuführen. Auch die Antikoagulation, sofern diese systemisch über einen Perfusor appliziert wird, ist mitzunehmen. Durch den Stationsarzt sollte bereits vor der Angiographie ein venöser Zugang angelegt werden, damit dieser für evtl. Komplikationen vorhanden ist. Durch die Pflegekraft sollte dieser vor Transportbeginn auf Funktionsweise und Durchlässigkeit überprüft werden.

Der Patient sollte vor der Angiographieeinheit nicht einfach abgestellt werden, gerade in diesem Bereich ist eine detaillierte Übergabe an das Funktionspersonal von entsprechender Wichtigkeit (▶ Kap. 6). Hierbei müssen die entsprechenden Parameter kontrolliert und überprüft werden. Ob ein Blasenkatheter liegt oder nicht ist an das Personal weiterzugeben. Evtl. wird durch den untersuchenden Arzt dies gefordert, dann muss dieser in der Funktionsabteilung gelegt werden.

- **Notfalltransport in die Angiographie**

Zu einem Notfalltransport in die Angiographie kann es kommen, wenn der Patient plötzlich eine Komplikation wie eine Blutung, Lungenembolie, Herzinfarkt oder ähnliches erleidet. Auch wenn der Patient stabil ist, ist Eile geboten. Ein direkter Kontakt mit den jeweiligen Fachabteilungen (Radiologie, Kardiologie etc.) und Anästhesie sind sinnvoll, um einerseits die Möglichkeiten der Diagnostik und Behandlung abzuklären und ggf. eine Notfallnarkoseindikation zu stellen und entsprechendes Personal zu informieren. Es ist immer schlecht, erst auf dem Interventionstisch festzustellen, dass der Patient notfallmäßig intubiert werden muss und erst dann die Anästhesie informiert wird. Insbesondere in solchen Notfallsituationen kommt es oftmals zu Kreislauf- oder Atemdepressionen. Daher sollte entsprechend ausgebildetes Personal zur Stabilisierung des Patienten bereitstehen.

Häufig sind weitere diagnostische Maßnahmen erforderlich, wie z. B. eine CT-Diagnostik, sodass mehrfaches Umlagern des Patienten erforderlich ist. Aus diesem Grund sollte bei einem Notfalltransport die Pflegekraft des Patienten auch während der Diagnostik vor Ort bleiben, um bei den Umlagerungsmaßnahmen helfen zu können und eine konstante Betreuung des Patienten zu gewährleisten.

Die Vorbereitungen zum Notfalltransport unterscheiden sich v. a. darin, dass diese auf ein absolut notwendiges Maß reduziert aber dabei so schnell und gewissenhaft wie möglich durchgeführt werden müssen.

Je nach Indikation muss noch auf der Normalstation Kreuzblut abgenommen und Blutprodukte bestellt werden. Diese Anordnung hat durch den zuständigen Arzt zu erfolgen. Weiterhin sollte insbesondere bei akuten Blutungen großvolumige Zugänge (mindestens einer je Arm) angelegt werden. Diese müssen entsprechend gesichert und auf Funktion überprüft werden. Ist eine akute Blutung vorhanden, so empfiehlt es sich, direkt mit einem Volumenersatz durch VEL zu beginnen. Entsprechende 3-Wege-Hähne zum Zuspritzen von Medikamenten sollten in die Infusionsleitung patientennah eingebaut werden.

In einer Notfallsituation ist es wichtig, dem Patienten entsprechende Ressourcen zu schaffen. Daher sollte dem Patienten bei allen genannten Notfallereignissen mindestens 6 l/min Sauerstoff zu geführt werden. Somit erhöht man die Sauerstoffreserven des Körpers. Zeigt der Patient bereits Zeichen einer Hypoxie (z. B. Zyanose) sollte 10 l/min Sauerstoff über eine Maske (mit Reservoir) zugeführt und das Notfallteam informiert werden. Der Notfalltransport in die Angiographie sollte daher immer unter Sauerstoffgabe erfolgen. Dies ist bei den Vorbereitungen zu beachten.

Eine weitere wichtige Aufgabe in der Notfallsituation ist das Bereitstellen der Akte und der aktuellen Laborwerte. Diese sollten ausgedruckt bei den Unterlagen bereitgelegt werden. Es kann sinnvoll sein, auch in der Notfallsituation noch ein großes Labor abzunehmen und als Notfall gekennzeichnet ins Labor zu bringen.

Je nach Stabilität des Patienten und Dauer bis zu Beginn der Angiographie sollte der Patient liegend entkleidet werden. In einer solchen Situation darf der Patient sich so wenig wie möglich anstrengen, um eine Verschlechterung der Situation zu vermeiden. Auch Unterwäsche des Patienten ist abzulegen und es sollte ein OP-Hemd angelegt werden. Es ist jedoch wichtig dabei zu sagen, dass dies nur durchgeführt wird, wenn es:

— die Patientensituation und
— die Zeitspanne bis zum Transportbeginn zulässt.

In allen anderen Fällen wird der Patient in normaler Kleidung in die Diagnostik gebracht. Auch auf die Anlage eines Blasenkatheters kann in diesem Fall verzichtet werden.

Ist der Patient entsprechend instabil, ist grundsätzlich ein Notfallteam oder die Intensivstation bzw. der diensthabende Intensivmediziner zu verständigen. Eine Intubation und Stabilisierung des Patienten im Schockraum, auf der Intensivstation oder auch während der Angiographie kann notwendig werden.

> ❯ Bei all der Hektik darf nicht vergessen werden, den Patienten umfassend über die aktuelle Situation und die Notwendigkeit einer notfallmäßigen Angiographie zu informieren!

Der Transport hat so schnell und so kurz wie möglich stattzufinden. Es sollte jedoch auf keinen Fall gerannt werden oder das Bett durch Unachtsamkeit angeschlagen werden. Aufgrund der besonderen Situation des Notfalls muss der Transport durch examiniertes Pflegepersonal und einen Arzt durchgeführt werden. Es empfiehlt sich sogar, dass noch eine weitere Person am Transport beteiligt ist, sodass der Arzt permanent den Patientenzustand überwachen kann und nicht mit dem Schieben des Bettes beschäftigt ist. Weiterhin muss die Möglichkeit einer Alarmierung von Hilfe gegeben sein, d. h. mindestens eine dieser Personen muss über ein tragbares Telefon verfügen, falls sich der Patientenzustand verschlechtern sollte.

Neben dem Sauerstoff sollten auch entsprechende Infusionen laufen und ein Beatmungsbeutel mitgeführt werden. Sollte es zu einer Verschlechterung des Patientenzustands während des Transports kommen, kann so eine effektive Herz-Lungen-Wiederbelebung (CPR, »cardiopulmonary resuscitation«, engl. für kardiopulmonale Reanimation) eingeleitet werden.

Bevor der Transport gestartet wird, muss das Personal der Angiographieeinheit und ggf. Radiologie über den Transportbeginn informiert werden. Somit ist sichergestellt, dass sowohl Angiographieeinheit als auch CT frei sind und das Personal den Patienten erwartet. Dort angekommen sollte zuerst eine Übergabe stattfinden, erst danach wird der

Patient umgelagert. Für die Angiographieeinheit bedeutet ein solcher Notfall, dass auch hier permanent ein Arzt anwesend sein muss.

Für die betreffenden Pflegepersonen der Station bedeutet ein solcher Notfall meist eine Stressreaktion. Aus diesem Grund sollten solche Situationen öfters »trocken« geübt werden, um im Notfall entsprechend reagieren zu können.

In einigen Kliniken sind auch auf Normalstation Monitore vorhanden. Diese sollten in einer solchen Situation nur dann zum Einsatz kommen, wenn das entsprechenden Personal eine Einweisung in die Geräte nach MPG haben und die gemessenen Werte auch interpretieren können. Ein Monitor anzubauen, nur damit er angebaut ist, macht wenig Sinn. Hier ist weniger oftmals mehr.

Der Rücktransport ist gleich dem Rücktransport ohne Notfallsituation, da der Patient anschließend entweder entsprechend stabilisiert ist, oder kein Rücktransport auf Normalstation stattfindet, da der Patient in den Überwachungsbereich verlegt wird. Hierbei ist dann nur zu beachten, dass eine entsprechende Übergabe an die IMC oder Intensivstation erfolgt und Wertsachen entweder auf der Station eingeschlossen oder an die Intensivstation gegeben werden.

▪ Rücktransport aus der Angiographie

Beim Rücktransport aus der Angiographie gibt es einige Dinge zu beachten. Durch die Punktion großer Gefäße haben die Patienten postintervtnionell eine gewisse Zeit Bettruhe. Diese kann, insbesondere nach Zugang über die A. femoralis, bis zu 24 h betragen.

Vor Beginn des Rücktransports hat eine Übergabe über die durchgeführte Untersuchung oder Intervention stattzufinden. Hierbei ist die Verabreichung des Kontrastmittels besonders wichtig. Ebenfalls sollte erfragt werden, ob der Patient während der Untersuchung eine Sedierung oder Analgesie mittels Opiaten erhalten hat.

Ist der Patient bereits durch das Funktionspersonal umgelagert, kann nach Kontrolle der Vollständigkeit der Akten der Rücktransport gestartet werden. Muss die Umlagerung noch durchgeführt werden, ist diese durch das Pflegepersonal in Zusammenarbeit mit dem Funktionspersonal durchzuführen. Der Patient ist vorher ausreichend zu informieren. Insbesondere bei Zugängen im Leistenbereich muss den Patienten eine deutliche Information zugehen, dass diese das betroffene Bein nicht anwinkeln dürfen!

Nach der Umlagerung sollte der Patient entsprechend bequem im Bett positioniert werden. Eine erste Kontrolle der Einstichstelle bzw. des Verbands sollte noch in der Angiographieeinheit durchgeführt werden. So können evtl. Nachblutungen direkt erkannt werden. Der Patient kann anschließend zurück auf die Station transportiert werden. Hier gelten die bisher schon beschriebenen Vorgehensweisen.

Der Rücktransport aus der Angiographie darf nur durch entsprechend qualifiziertes Personal durchgeführt werden, um auf Komplikationen reagieren zu können.

Zurück auf der Station muss der Patient über die Verhaltensweisen nach der Angiographie informiert werden (z. B. Bettruhe, Bein nicht anwinkeln, etc.). Weiterhin muss ihm eine Klingel in Reichweite gelegt und die Vitalparameter überprüft werden. Ist kein Dauerkatheter angelegt, sollte bei Männern eine Urinflasche ans Bett verbracht werden. Eine erneute Kontrolle des Verbands ist durchzuführen, um zu kontrollieren, ob es durch den Transport zu einer Nachblutung gekommen ist.

> ❯ Der Patientenzustand ist danach in regelmäßigen Abständen zu kontrollieren. Dazu gehört neben den Vitalparametern auch die Kontrolle des Verbands.

Die Pflegekraft muss sich mit den verschiedenen Formen des Gefäßzugangs auskennen. Es gibt Systeme, über die eine Herzkatheteruntersuchung über die A. radialis durchgeführt wird. Nach der Angiographie wird ein »Handgelenksband« mit Luftmanschette angelegt, welches nach einer gewissen Zeitspanne immer mehr entblockt werden muss. Ebenfalls kann ist es in Ausnahmefällen dazu kommen, dass die Gefäßschleuse für eine Nachuntersuchung liegen bleibt. Meist sind diese Patienten im Überwachungsbereich zu finden. Hier muss v. a. darauf geachtet werden, dass diese entsprechend gesichert ist und nicht aus Versehen aufgedreht wird, da sonst ein schnelles Verbluten des Patienten wahrscheinlich ist.

> **Bei plötzlich auftretenden Unwohlsein und Blutdruckabfall des Patienten ist immer ein Blick unter die Bettdecke zu werfen, um eine Nachblutung auszuschließen! Liegt die Gefäßschleuse noch, sollte der Patient in den Überwachungsbereich verlegt werden. Die Schleuse muss entsprechend gesichert sein und regelmäßig kontrolliert werden!**

7.2.5 Endoskopie

Die Endoskopie ist als Teilbereich der Gastroenterologie in den meisten Kliniken während der Regelarbeitszeit und in Schwerpunkt- oder Maximalversorgern auch rund um die Uhr verfügbar. Sie stellt einen wichtigen Teil im Bereich der Diagnostik von Erkrankungen im Magen-Darm-Trakt dar.

Grundlagen der Untersuchung

Die Endoskopie (▣ Tab. 7.1) bietet den diagnostischen Vorteil, dass eine direkte visuelle Kontrolle des Untersuchungsgebiets erfolgen kann. Mittlerweile werden fast ausschließlich Videoendoskope genutzt, bei denen die Bilder auf einem großen Bildschirm dargestellt werden. Auch Eingriffe können mittels Endoskopie durchgeführt werden. So werden Ösophagusvarizen ligiert oder sklerosiert, Polypen und

◾ **Tab. 7.1** Namen der Endoskopie je nach Untersuchungsort	
Untersuchungsort	**Name**
Magen	Gastroskopie
Speiseröhre, Magen, Zwölffingerdarm	Ösophago-Gastro-Duodeno-skopie (ÖGD)
Rektum + Dickdarm	Koloskopie
Rektum	Rektoskopie

oberflächliche Tumore abgetragen, Biopsien entnommen und Medikamente appliziert. Weiterhin kann zusätzlich zur Bildgebung durch das Endoskop auch ein Ultraschall durchgeführt werden, der eine genauere Bestimmung von Größe oder Ausbreitung zulässt.

Während früher der größte Teil des Dünndarmes nicht eingesehen werden konnte, besteht mittlerweile auch die Möglichkeit den kompletten Dünndarm über eine Doppelballonendoskopie einzusehen. Dies wird v. a. zur Tumorsuche eingesetzt, ist jedoch sehr zeitaufwändig.

Ein weiterer großer Vorteil der Endoskopie ist, dass direkt eine Therapie durchgeführt werden kann. Hierbei sei z.B. die akute gastrointestinale Blutung genannt. Kann die Blutungsquelle gefunden werden, kann diese direkt unterspritzt oder geclipt werden um somit eine Blutstillung zu erreichen. Somit hat auch die Endoskopie einen hohen Stellenwert in der akuten Notfallmedizin.

Der Ablauf der Endoskopie ist oftmals gleich und unterscheidet sich nur in geringen und kleinen Teilen.

Für eine Gastroskopie oder Ösophago-Gastro-Duodenoskopie ÖGD ist oftmals nur eine Nüchternheit über mehrere Stunden notwendig. Im Notfall kann die Magenentleerung durch Medikamente beschleunigt werden, um eine bessere Sicht zu erreichen. Der Patient wird in Seitenlage gebracht, ein Beißschutz wird angelegt und meistens eine lokale Anästhesie mittels Xylocain-Spray durchgeführt. Danach muss der Patient lediglich das Endoskop »schlucken«. Viele Patienten benötigen für diese Untersuchung keine Sedierung oder Narkose. Während der Untersuchung wird über das Endoskop Luft in den Magen gefüllt, damit dieser sich entfaltet und eine bessere Sicht möglich ist.

Die Vorbereitungen für die Koloskopie sind umfangreicher. So muss vor der Untersuchung über mehrere Stunden (meist ca. 24 h) eine Darmreinigung durchgeführt werden. Hierzu muss der Patient entsprechende Präparate trinken. Die Trinkmengen und die Dauer des Prozesses unterscheiden sich stark unter den verwendeten Medikamenten. Eine Nahrungskarenz muss ebenfalls eingehalten werden. Eine Koloskopie ohne Darmreinigung ist meist nicht sinnvoll und aussagekräftig. Auch während der Koloskopie wird Luft in den Darm gefüllt, um auch hier eine bessere Sicht zu erreichen. Dies hat oftmals Blähungen nach der Untersuchung zur Folge.

Für die Rektoskopie muss der Patient lediglich kurz vor der Untersuchung mittels Klysma abgeführt werden, sodass das Rektum für die Untersuchung frei von Stuhl ist.

Besonderheiten

- **Patientenvorbereitung**

Hier muss neben den allgemeinen Grundsätzen wie der ausführlichen Patientenvorbereitung und Einholung des Einverständnisses v. a. auf die gebotenen Verhaltensweisen hingewiesen werden. Der Patient muss vor der ÖGD grundsätzlich nüchtern sein, damit der Magen entsprechend entleert ist. Für die Endoskopie des unteren GI-Trakts muss eine entsprechende Vorbereitung in Form der Darmspülung durchgeführt werden. Die entsprechend verwendeten Medikamente sind vom Arzt schriftlich anzuordnen (Menge, Dauer).

Viele Patienten haben Angst vor einer Endoskopie und wünschen eine entsprechende Prämedikation. Soll diese verabreicht werden, muss sie entsprechend angeordnet werden. Dabei muss beachtet werden, dass anschließend der Transport durch entsprechend qualifiziertes Personal durchgeführt wird. Zeitweise wünschen Patienten auch eine größere Sedierung und die Untersuchung soll in einem »Dämmerschlaf« durchgeführt werden. Hierzu ist in Kliniken die Anästhesie frühzeitig zu informieren. Eine entsprechende Aufklärung des Patienten über die Risiken einer Kurznarkose ist durchzuführen. Für die Endoskopie sollte der Patient über einen venösen Zugang verfügen. Es kann in Einzelfällen durch einen Vagusreiz zu einer Bradykardie kommen, dementsprechend sollte ein venöser Zugang vorhanden sein. Dieser ist vor Transportbeginn auf Funktion zu überprüfen.

Ist eine Probenentnahme geplant, so muss vor der Endoskopie ggf. eine Antikoagulation pausiert werden.

Der Patient sollte für die Untersuchung mit einem OP-Hemd bekleidet werden. Ist lediglich eine ÖGD geplant, können Unterwäsche und Hose angelassen werden. Bei einer Koloskopie müssen diese ebenfalls abgelegt werden. Durch die Bereitstellung eines OP-Hemdes kann der Schutz der Patientenkleidung gewährleistet werden.

Zahnprothesen oder nicht feste Brücken müssen im Vorfeld der Endoskopie abgelegt werden. Diese sollten in einem entsprechenden Gefäß sicher aufbewahrt werden. Dies sollte noch vor dem Patiententransport durchgeführt werden.

- **Transport**

Wie bei jedem Transport ist initial die Patientenidentität zu klären und sicherzustellen. Weiterhin müssen Art der Untersuchung und evtl. Interventionen bekannt sein.

Für die Endoskopie empfiehlt es sich einen liegenden Transport zu wählen. In gewissen Einzelfällen kann es dazu kommen, dass der Patient während der Untersuchung doch eine Sedierung möchte und entsprechend dann schläfrig zurücktransportiert werden muss. Wenn der Patient im Sitzen transportiert worden ist, sollte entsprechend frühzeitig eine Information an die Station erfolgen, wenn eine Sedierung verabreicht wird. Die Patientenakte muss zwingend mitgeführt werden. Benötigt der Patient Sauerstoff, so ist auch dieser entsprechend mitzunehmen.

Während des Transports ist zwingend auf die Wahrung der Intimsphäre und auf Schutz vor Unterkühlung zu achten. Eine Übergabe bei Ankunft in der Funktionsabteilung ist durchzuführen. Die Untersuchung wird im Regelfall auf einer entsprechenden Untersuchungsliege oder im Patientenbett durchgeführt. Die Umlagerung können viele Patienten selbstständig durchführen.

Nach der entsprechenden Untersuchung oder Intervention kann der Patient nach Abruf wieder abgeholt werden. Hierbei ist ebenfalls eine erneute Übergabe einzufordern. Dabei müssen Verhaltensweisen nach der Untersuchung oder Intervention sowie evtl. verabreichte Medikamente zur Sedierung genannt werden. Hat der Patient für die Untersuchung eine leichte Sedierung erhalten, so ist eine regelmäßige Vitalzeichenkontrolle auf der Station unerlässlich. Diese sind entsprechend zu dokumentieren.

Meist muss der Patient noch kurze Zeit nüchtern bleiben, danach kann ein leichter Kostaufbau gestartet werden. Insbesondere bei lokaler Anästhesie des Rachenraums darf ein Kostaufbau erst nach abklingen derselben begonnen werden.

■ **Notfalltransport für die Endoskopie**

Es gibt gewisse Situationen (z. B. Ösophagusvarizenblutung) die einen Notfalltransport in die Endoskopie nach sich ziehen. Teilweise besteht auch die Möglichkeit die Notfallendoskopie auf Station durchzuführen.

Eine Notfallendoskopie kommt in der Regel nur bei oberen GI-Blutungen zur Anwendung. Eine entsprechende Nahrungskarenz ist dann nicht immer einzuhalten. Je nach ärztlicher Anordnung muss eine medikamentöse Magenentleerung durchgeführt werden. Wichtig ist hierbei, dass diese im Zeitrahmen von 15–20 Minuten vor der Endoskopie durchgeführt werden muss.

Bei einer akuten GI-Blutung besteht grundsätzlich die Gefahr des hämorrhagischen Schocks. Weiterhin steigt durch eine große Blutung die Gefahr der Aspiration unter der Endoskopie. Daher wird ein Patient mit einer akuten GI-Blutung ja nach Klinik evtl. in den Überwachungsbereich verlegt und die Endoskopie dort durchgeführt. Oder aber von Normalstation in die Endoskopie und von dort in den Überwachungsbereich transportiert. Die Besonderheiten beim Notfalltransport bzw. Notfallverlegung in den Überwachungsbereich sind ▶ Kap. 8 näher beschrieben.

7.2.6 Interventionelle Radiologie

Die interventionelle Radiologie beschreibt radiologische Verfahren, welche mit einer Intervention verbunden ist. Dadurch können gewisse Operationen oder Eingriffe vermieden werden, ein minimalinvasives Vorgehen ist möglich.

Grundlagen zur interventionellen Radiologie

In der interventionellen Radiologie kommen minimalinvasive Verfahren zum Einsatz, um Operationen, welche eine Narkose benötigen würden, zu vermeiden. Beispiele für den Einsatz der interventionellen Radiologie sind die abdominelle Drainagenanlage, das Einsetzen eines Cava-Filters bei Risiko einer Lungenarterienembolie, Gewebepunktionen und Probeentnahmen und die perkutane transhepatische

Cholangiographie, die perkutane transhepatische Cholangiodrainage (PTCD) oder eine TIPS-Anlage (Universitätsklinik Heidelberg, 2016).

In diesem Buch werden nur die grundsätzlichen Verhaltensweisen beschrieben, da die einzelnen Verfahren das Ausmaß des Buches übersteigen würden und die Vorgehensweisen klinikspezifisch variieren.

Da es sich hierbei um interventionelle Eingriffe handelt, müssen Blutgerinnung, Allergien und v. a. das Einverständnis des Patienten beachtet werden. Meist erfolgt nach einer Diagnostik, wie dem CT, eine örtliche Betäubung der Einstichstelle und die Punktion wird durchgeführt. Über eine Hohlnadel wird anschließend eine Drainage oder Katheter eingelegt und somit z. B. Sekret abgeleitet und für die Mikrobiologie gewonnen. Ein Cava-Filter wird während einer Angiographie eingelegt und positioniert. Bei der PTCD werden die Gallengänge innerhalb der Leber punktiert und die ableitenden Gallenwege unter Kontrastmittelgabe mittels Drainage entweder nach außen oder in eine Dünndarmschlinge sondiert. Bei der TIPS (transjugulärer intrahepatischer portosystemischer Shunt) wird ein Shunt zur Umgehung des Leberstromgebiets eingelegt, um somit die portale Hypertension zu reduzieren und Ösophagusvarizen zu reduzieren. Dieses Verfahren kommt bei Patienten mit einer ausgeprägten Leberzirrhose zur Anwendung.

Gemeinsam haben fast alle interventionellen Verfahren, dass die Lage der Katheter oder Sonden nach einigen Tagen oder Wochen radiologisch kontrolliert oder unter entsprechender Kontrolle gezogen wird.

Besonderheiten

- **Patientenvorbereitung**

Für die Transportvorbereitung sind in der interventionellen Radiologie v. a. die Blutgerinnung und die Nierenlaborwerte bzgl. des Kontrastmittels von besonderer Wichtigkeit. Eine

Kontrolle der Unterlagen sowie die rechtzeitige Aufklärung des Patienten sowie dessen Einverständnis sind obligat. Dem Patienten sollte je nach geplantem Punktionsort bereits in der Vorbereitung ein OP-Hemd angelegt werden, damit Verschmutzungen der eigenen Kleidung vermieden werden.

Je nach Vorgabe der Radiologie muss ggf. eine Nahrungskarenz eingehalten werden. Diese Information muss entsprechend frühzeitig in der Radiologie erfragt werden. Weiteres Augenmerk sollte auf die Gerinnung gerichtet sein. Insbesondere bei Patienten mit Lebererkrankungen kann diese beeinträchtigt sein.

Eine Rasur des geplanten Punktionsgebiets kann nur dann erfolgen, wenn dieses bereits im Vorfeld bekannt ist. Meist wird jedoch erst nach erfolgter Diagnostik festgelegt, wo und in welchem Winkel die Punktion erfolgt. Dementsprechend sollte dann die Rasur erst unmittelbar vor Punktion erfolgen.

- **Transport**

Der Patiententransport kann sowohl sitzend als auch liegend durchgeführt werden – Ausnahme stellen z. B. die Interventionen mit Punktion eines Leistengefäßes dar (postinterventionelle Bettruhe; ▶ Abschn. 7.2.4). Häufig kann ein qualifizierter Transportdienst den Transport durchführen. Eine entsprechende Übergabe in der Funktionsabteilung sollte erfolgen. Die Umlagerung kann meist durch den Patienten selbst erfolgen. Eine Sedierung ist in der Regel nicht erforderlich.

Nach der Intervention sollte der Patient durch eine entsprechend qualifizierte Person abgeholt werden. Es muss zwingend eine Übergabe über die durchgeführte Intervention sowie die draus resultierenden Verhaltensweisen durchgeführt werden. Insbesondere wichtig sind Angaben:

- ob eine Lagekontrolle in den nächsten Tagen durchgeführt werden soll,

- ob, wie oft und mit welcher Menge die Drainage angespült werden sollte und
- ob entnommenes Material bereits in die Mikrobiologie verschickt wurde.
- Weiterhin müssen Regelungen zur Weiterführung der Antikoagulation erfragt werden.

Nach dem Rücktransport sollte der Verband kontrolliert werden und die Drainage ggf. durch einen Arzt angespült werden. Oftmals blutet es im Bereich der Drainage nach der Anlage kurzfristig und es kann direkt nach der Anlage zu Koageln kommen. Diese können durch ein vorsichtiges Anspülen entfernt werden.

Bei allen Interventionen sollten die Vitalparameter überprüft und die Diurese (Kontrastmittel) im Fokus der Überwachung stehen. Dies gilt insbesondere für Patienten mit einer eingeschränkten Nierenfunktion.

7.2.7 ERCP

Die endoskopische retrograde Cholangiopankreatikographie (ERCP) ist ein Verfahren zur Darstellung der Gallengänge und des Pankreasganges. Wird lediglich der Gallengang untersucht, so nennt es sich ERC (Gerlach et al. 2006).

Grundlagen zur Untersuchung

Indikationen für diese Untersuchung sind Erkrankungen der Gallen- und Pankreasgänge. Meist handelt es sich dabei um Verengungen der entsprechenden Gänge durch Steine oder Tumore. Da sich in den letzten Jahren die diagnostischen Möglichkeiten durch MRT-Untersuchungen und Sonographien verbessert haben, ist die ERCP meist mittlerweile nicht nur eine diagnostische sondern eine therapeutische Maßnahme (Olympus 2016).

Bei der ERCP wird über spezielles Endoskop zuerst der Zwölffingerdarm und danach über einen Seitenabgang und spezielle Instrumente die Gallen- und Pankreasgänge sondiert. Durch Eingabe von Kontrastmittel können so die Gallen- und Pankreasgänge dargestellt und evtl. Verengungen aufgezeigt werden. Je nach Befund besteht dann die Möglichkeit über die ERCP die Sphinkter über eine Papillotomie zu erweitern, Steine zu entfernen oder Stenosen zu stenten (Olympus 2016). Es können über die ERCP sowohl Gallensteine in den Gallengängen entfernt oder entsprechende Stenosen durch Tumore palliativ gestentet werden.

Wichtig ist, dass es nach einer ERCP zu einer Pankreatitis oder Cholangitis kommen kann. Diese sind im Nachgang an eine ERCP im Rahmen der Patientenbeobachtung zu erfassen und entsprechend an den ärztlichen Dienst weiterzugeben (Gerlach et al. 2006).

Besonderheiten

- **Patientenvorbereitung**

Da die ERCP über eine Endoskopie durchgeführt wird, muss der Patient eine Nahrungskarenz nach Vorgaben der Endoskopie einhalten (▶ Abschn. 7.2.5). Mögliche Kontrastmittelallergien müssen abgefragt werden und ggf. eine Prophylaxe stattfinden. Dem Patient ist entsprechende Kleidung bereitzustellen (OP-Hemd).

Für die Untersuchung sollte dem Patient ein venöser Zugang gelegt werden, um sowohl im Notfall Medikamente verabreichen zu können, aber auch um eine leichte Sedierung zu ermöglichen. Je nach den anatomischen Gegebenheiten kann eine ERCP lang dauern und ggf. benötigt der Patient hierfür eine entsprechende Sedierung.

Der Patient ist über die Vorgehensweise und die Nebenwirkungen (s. o.) ausführlich zu informieren, damit er sich bei Beschwerden, welche auf eine Pankreatitis hindeuten rechtzeitig meldet.

■   **Patiententransport**

Der Transport in die ERCP sollte, wegen der häufig verabreichten Sedierung, liegend durchgeführt werden. Die Umlagerung zum Untersuchungstisch kann durch den Patienten meist alleine geschehen. Je nach Patientenzustand und ggf. verabreichter Prämedikation ist hierbei teilweise eine Unterstützung notwendig. Wird dem Patienten vor der Untersuchung bereits auf der Station eine Prämedikation verabreicht, so ist der Transport grundsätzlich liegend durchzuführen!

Selbstverständlich ist, dass der Transport mit Sauerstoff durchgeführt wird, wenn der Patient diesen benötigt.

Der Rücktransport sollte grundsätzlich von qualifiziertem und erfahrenem Personal durchgeführt werden. Auf der Station muss zwingend eine Überwachung der Vitalparameter über einen gewissen Zeitraum durchgeführt werden; zumindest bis der Patient entsprechend wach, orientiert und klar ist.

Über die Verhaltensweisen nach der ERCP (Kostaufbau, Mobilisation, evtl. Nebenwirkungen) ist der Patient aufzuklären. Die erste Mobilisation nach einer Sedierung sollte immer im Beisein einer Pflegekraft stattfinden. Da auch hier der Rachenraum meist lokal betäubt wird, darf der Patient erst nach Abklingen dieser wieder trinken oder essen.

7.2.8   **TEE**

Die transösophageale Echokardiographie beschreibt eine besondere Echokardiographie. Hierbei wird eine Ultraschallsonde in den Ösophagus eingeführt um von dort aus eine Sonographie des Herzens durchzuführen. Dies hat den Vorteil, dass die Entfernung zum Herz geringer und die Darstellung des Herzens verbessert ist.

Grundlagen der Untersuchung

Das TEE wird insbesondere bei der Suche nach Thromben in den Vorhöfen, z. B. nach einem Schlaganfall, bei Verdacht auf eine Endokarditis oder Schädigungen der Herzklappen, ebenso nach minimalinvasiven Eingriffen an den Herzklappen durchgeführt (Herzzentrum Isar, 2016). Eine weitere Indikation ist die Suche nach Herzvitien.

Für die Untersuchung wird dem Patienten eine spezielle Ultraschallsonde ähnlich dem Endoskop in die Speiseröhre eingeführt. Durch die Nähe des Ösophagus zum Herzen und ohne störende Strukturen wie Lunge oder Rippen ist eine bessere Untersuchung und Beurteilung des Herzens möglich.

Da die Untersuchung z. T. sehr lange dauern kann, wird diese in vielen Fällen unter einer Sedierung durchgeführt. Dadurch wird der Patientenkomfort deutlich gesteigert.

Besonderheiten

- **Patientenvorbereitung**

Zum TEE muss der Patient eine 4-stündige Nahrungskarenz vor der Untersuchung einhalten (Herzzentrum Isar 2016). Da die Untersuchung häufig unter Sedierung durchgeführt wird, benötigt der Patient einen venösen Zugang. Dieser ist vor der Untersuchung anzulegen und auf Durchgängigkeit zu überprüfen. Eine orale Prämedikation ist meist nicht erforderlich.

Auch hier sollte dem Patienten geeignete Bekleidung (OP-Hemd) zur Verfügung gestellt werden. Die Aufklärung des Patienten sowie sein Einverständnis sind durch den ärztlichen Dienst durchzuführen und die Patientenakte für die Untersuchung bereitzustellen und mitzunehmen.

- **Patiententransport**

Aufgrund der Sedierung sollte der Patient bereits zum TEE liegend transportiert werden. Der Transport sollte durch entsprechend qualifiziertes Personal erfolgen. In der Funktionsabteilung findet oftmals ein Umlagern des Patienten statt. Dies kann durch den Patienten meist selbstständig durchgeführt werden.

Nach der Untersuchung mit Sedierung sollte der Patient nicht alleine aufstehen oder umgelagert werden. Der Einsatz eines Rollboards ist vorzuziehen. Weiterhin muss der Rücktransport durch eine qualifizierte, examinierte Person durchgeführt werden. Eine regelmäßige Überwachung des Patienten auf der Station muss durchgeführt werden. Hier sind insbesondere Vitalparameter, die Atmung sowie die Neurologie des Patienten zu überwachen und zu dokumentieren. Meist wird auch für die TEE-Untersuchung eine lokale Anästhesie des Rachens durchgeführt. Aufgrund der Aspirationsgefahr darf der Patient erst nach Abklingen der Anästhesie trinken oder essen.

7.3   Zusammenfassung

Der Patiententransport zu verschiedenen Untersuchungen hat viele Gemeinsamkeiten und unterscheidet sich in kleinen Teilen je nach geplanter Untersuchung oder Intervention. In diesem Buch alle in einem Krankenhaus durchgeführten Untersuchungen oder Interventionen und deren Besonderheiten anzusprechen würde den Rahmen sprengen. Wir, die Autoren, haben versucht, die Unterschiede in ausgewählten Fällen näher zu erläutern.

Grundsätzlich bestimmen folgende Faktoren die Bedingungen für den Patiententransport und sind entsprechend zu beachten:

- Nüchternheit,
- Prämedikation,
- Sedierung zur Untersuchung bzw. Intervention,
- Besonderheiten der Untersuchungsmethode,

- Applikation von Medikamenten oder Kontrastmittel,
- Dauer der Maßnahme,
- Notfallindikation,
- Grunderkrankung und Patientenzustand.

Praxistipp

Pflegekräfte sollten sich mit den durchgeführten Untersuchungen oder Interventionen und deren Besonderheiten in ihrer Klinik vertraut machen. Nur dadurch kann Sicherheit und Routine im Patiententransport gewährleistet werden. Für neue Kollegen kann es ggf. sinnvoll sein, eine Hospitation in den Funktionsabteilungen zu ermöglichen, um sowohl die Abteilungen als auch die Untersuchungen kennen zu lernen.

Transporte zu Interventionen sollten grundsätzlich nur durch qualifiziertes Personal erfolgen, um die Patientensicherheit zu gewährleisten oder zu erhöhen. Auf die Transportvorbereitung ist großen Wert zu legen. Diese kann Schädigungen von Patient, Mitarbeitern oder Gerätschaften vorbeugen (z. B. MRT). Besonders in Notfallsituationen muss durch regelmäßige Übungen Routine geschaffen werden.

❯ Im Zweifelsfall ist für Transporte in einer Notfallsituation das Notfallteam zu informieren. Dieses besteht meist aus intensivmedizinisch erfahrenem Personal, das häufig Transporte von kritisch kranken Patienten durchführt.

Der Patient wird niemals einfach vor der Funktionsabteilung auf dem Flur abgestellt. Er muss zumindest in der entsprechenden Funktionsabteilung angemeldet werden. Bei bewusstseinsklaren Patienten, welche auf sich aufmerksam machen können und lediglich einer kurzen Untersuchung

(z. B. Sonographie, Röntgen) unterzogen werden sollen, kann danach auf eine permanente Betreuung verzichtet werden. Werden Patienten mit Sauerstoff transportiert, sind diese auch bis zur Übergabe in die Funktionsabteilung zu betreuen. Gleiches gilt sowohl für liegende Transporte oder auch Transporte zu einer Intervention. Prämedizierte Patienten sind ebenfalls permanent bis zur Übergabe an das Funktionspersonal zu betreuen. Nach der entsprechenden Untersuchung oder Intervention unter Sedierung sind die Patienten bis zur Übergabe an das Transportpersonal zu überwachen. Eine ausführliche Übergabe hat stattzufinden!

> Patienten mit Prämedikation oder Sedierung während der Untersuchung grundsätzlich nur durch qualifiziertes Personal transportieren und eine gründliche und regelmäßige Patientenüberwachung gewährleisten. Im Zweifel Patienten mit Narkoseüberhang in den Aufwachraum verlegen (lassen)!

Die hier beschriebenen Untersuchungen oder Interventionen benötigen z. T. anschließend spezielle Verhaltensweisen für ärztliches oder pflegerisches Personal sowie den Patienten. Das medizinische Personal muss diese kennen (oder im Rahmen der Übergabe vermittelt bekommen). Der Patient sollte im Rahmen der Aufklärung darüber informiert werden. Die Verhaltensweisen sind nach der Intervention dem Patienten erneut mitzuteilen. Wichtig ist, dass der Patient entsprechend wach und adäquat ist und die Verhaltensweisen versteht und umsetzen kann!

> Auf die Besonderheiten und eine gründliche Patientenbeobachtung ist insbesondere nach Applikation von Medikamenten und Kontrastmittel zu achten! Allergische Reaktionen und Nebenwirkungen von Kontrastmittel können auch zeitversetzt auftreten!

Literatur

Gerlach U, Wagner H, Wirth W (2006) Innere Medizin für Pflegeberufe. Thieme, Stuttgart

http://www.isarherzzentrum.de/bildgebung-echokardiographie-tee. Letzter Zugriff: 13.04.2016

https://www.klinikum.uni-heidelberg.de/Interventionelle-Radiologie.126096.0.html. Letzter Zugriff: 13.04.2016

http://www.olympus.de/medical/de/medical_systems/applications/gastro-enterology_1/endoscopic_retrograde_chloangiopancreatography__ercp_/endoscopic_retrograde_cholangiopancreatography__ercp_.html. Letzter Zugriff: 13.04.2016

Knipfer E, Koch E (2008) Klinikleitfaden Intensivpflege.; Urban Fischer, München

Psychrembel W (2004) Klinisches Wörterbuch. 260. Aufl. de Gryter, München

Scheffel H, Alkadhi H, Boss A et al. (2012) Praxisbuch MRT Abdomen und Becken. Springer, Berlin Heidelberg

Weishaupt D, Knöchli V, Marincek B (2013) Wie funktioniert ein MRI. Springer, Berlin Heidelberg

Notfallverlegung in den Überwachungsbereich

Eric Meier

U. Hecker, E. Meier, *Unterwegs im Krankenhaus – Pflegerische Aufgaben beim Patiententransport (Top im Gesundheitsjob)*, DOI 10.1007/978-3-662-53192-1_8
© Springer-Verlag Berlin Heidelberg 2017

8.1 Rückverlegung auf die Intensivstation

In der Klinik kommt es regelhaft zu Notfällen auf Normalstation oder in Funktionsbereichen. Von daher gibt es in der Regel in den Kliniken »Notfall- oder Reanimationsteams« welche für solche Notfälle alarmiert werden und dann die Versorgung des Patienten übernehmen. Meist wird das Personal für solche Teams von den Intensivstationen von sowohl ärztlicher als auch pflegerischer Seite gestellt. Zeitweise werden auch sich verschlechternde Patienten notfallmäßig zurück auf die Intensivstation verlegt, bevor es zu einer Notfallsituation kommt. Im nachfolgenden Kapitel sollen die Besonderheiten bei der Notfallverlegung zurück in den Überwachungsbereich dargestellt werden.

8.1.1   Indikationen für eine Rückverlegung auf die Intensivstation

Die Indikation für die Aufnahme auf der Intensivstation sind alle Krankheitsbilder mit drohendem oder manifestem Ausfall eines lebenswichtigen Organsystems (Hinkelbein et al. 2014). Dabei sollte beachtet werden, dass die Patienten immer auf die für sie »zuständige« Intensivstation verlegt werden. Es ist prinzipiell möglich nach einer Operation einen Patienten auf eine internistische Intensivstation zu verlegen, jedoch sollte dieser postoperativ eher auf einer operativen Intensivstation versorgt werden, da die Mitarbeiter dort auch entsprechend routiniert im Umgang mit den Erkrankungen sind und typische Komplikationen eher erkennen und zielgerichtet handeln können.

Typische Gründe für eine Aufnahme auf die Intensivstation sind (Hinkelbein et al. 2014):

- Geplante Operation,
- Aufnahme aus der Notfallambulanz,
- Aufnahme eines Polytraumas aus dem Schockraum,
- Aufnahme von IMC oder Normalstation,
- Aufnahme aus einem anderen Krankenhaus,
- Aufnahme nach einem innerklinischen Notfall.

Grundsätzlich ist wie bereits beschrieben der drohende oder bereits bestehende Ausfall eines oder mehrerer Organsysteme Grund für eine Aufnahme auf die Intensivstation. Gründe für die Aufnahme sind v. a. Erkrankungen wie z. B. eine Pneumonie, ARDS oder ein manifestes Lungenödem. Weiterhin können instabile Kreislaufverhältnisse oder andere kardiovaskuläre Komplikationen bestehen. Weitere Gründe sind z. B. die Notwendigkeit einer interventionellen Maßnahme oder der Einsatz von Organersatztherapien wie einer Dialyse, PECLA (»pumpless extra corporeal lung assist«), IABP (intraaortale Ballonpumpe) oder einer ECMO (extrakorporale Membranoxygenierung). Ebenfalls werden alle Patienten nach einer Reanimation oder mit Gefahr einer vitalen Verschlechterung auf die Intensivstation aufgenommen. Besonders wenn sich Patienten auf der Normalstation verschlechtern (z. B. beginnende Sepsis, Pneumonie) und die Versorgung dort nicht mehr gewährleistet ist, ist eine Verlegung auf die Intensivstation angezeigt.

Ein nicht zu vergessender Faktor ist ein Problem in der pflegerischen Versorgung. Hier seien z. B. große Wundflächen genannt, welche auf der Normalstation nicht adäquat versorgt werden können oder andere Pflegeprobleme.

> ❯ Die Intensivstation ist nicht nur eine intensivmedizinische Abteilung sondern hat v. a. auch eine große intensivpflegerische Aufgabe.

8.1.2 Notfallteam

Ein Notfallteam wird gewöhnlich in jeder Klinik gestellt und besteht aus einem Intensivmediziner und einer Intensivpflegekraft. Beide sollten sehr erfahren sein und innerhalb der Klinik jeden Punkt in kürzester Zeit erreichen. Von daher ist es möglich, dass es je nach Klinikgröße mehrere solcher Teams gibt. Aus diesem Grund muss jede Pflegekraft und jeder Arzt entsprechend die zuständige Notfallnummer kennen, um im Notfall schnell Hilfe holen zu können. Damit das Notfallteam sich auf die Situation vorbereiten kann, ist es wichtig beim Absetzen des Notrufs sowohl die Station, Zimmernummer und eine Situationsbeschreibung durchzugeben.

Das Notfallteam wird für den ersten Moment alle benötigten Materialien für den Notfall mitführen. Es ist jedoch von äußerster Wichtigkeit, dass Ansprechpartner für das Notfallteam zur Verfügung stehen. Beim Eintreffen auf der Station muss eine kurze Information an das Notfallteam durchgeführt werden. Dieses sollte mindestens folgende Informationen beinhalten (Latasch u. Knipfer 2004):

— Name, Alter des Patienten,
— Vorerkrankungen,
— aktuelle Diagnose, Aufenthaltsgrund im Krankenhaus,
— Informationen zum Notfallgeschehen (Beschwerden, klinisches Bild),
— Verdachtsdiagnose (Arzt!),
— bisher durchgeführte Maßnahmen, verabreichte Medikamente.

> **Das Team der Normalstation muss insbesondere bei Kreislaufstillstand bereits die Maßnahmen des Basic Life Supportes durchführen, dieses darf auch nicht durch die Übergabe unterbrochen werden.**

8.1.3   Verlegung in den Intensivbereich

In diesem Buch wird der Fokus auf den Patiententransport gelegt. Aus diesem Grund wird hier nicht das Vorgehen während des Notfalles besprochen sondern nur die Verlegung des Patienten in den Intensivbereich näher erläutert. Hierbei ist es ein Unterschied, ob der Patienten aufgrund einer vitalen Verschlechterung »notfallmäßig« verlegt werden muss oder ob es sich um eine Verlegung durch oder mit dem Notfallteam, z. T. auch unter Reanimation handelt. Die Unterschiede werden entsprechend erläutert.

Verlegung aufgrund einer Patientenverschlechterung

Eine Verlegung in den Intensivbereich kann als Grund eine Verschlechterung der Patientensituation haben. Hierbei ist in der Regel eine gewisse Eile geboten, jedoch ist eine gewisse Vorlaufzeit möglich. In verschiedenen Kliniken hat sich bereits das System eines Emergency Medical Teams (EMT), welche Patienten screent, deren Gesundheitszustand sich verschlechtert, ohne zu einem Notfall geworden zu sein etabliert. Bei Überschreitungen von gewissen Grenzparametern ist die Station angehalten, dieses Team zu verständigen, um dann den Patienten zu sichten und Entscheidungen über Verlegungen oder Interventionen zu treffen.

Wird die Entscheidung zur Verlegung auf die Intensivstation aus Gründen einer Patientenverschlechterung getroffen, ist eine gute Kommunikation notwendig [Buchtipp: Julia Stemmler, Uwe Hecker (2016) Notfallkommando]. Es muss dazu zuerst ein Arzt-Arzt-Gespräch stattfinden. Oftmals schafft sich der Intensivmediziner auf der Normalstation zuerst einen Überblick über die Patientensituation und legt den Zeitrahmen zur Verlegung fest. Da auf der Intensivstation gewisse Vorbereitungen getroffen werden müssen, muss diese entsprechend frühzeitig informiert werden. Weiterhin muss der Patient ausführlich über die Verlegung und die Gründe dafür informiert werden.

Wichtig ist die Information der Angehörigen. Dies sollte durch den zuständigen Stationsarzt der Normalstation erfolgen. Hierbei können auch direkt die Kontaktdaten der Intensivstation weitergegeben werden, damit die Angehörigen sich telefonisch erkundigen können.

Häufig muss für die Aufnahme des Patienten zuerst ein anderer Patient verlegt werden und dann der entsprechende Bettplatz aufgerüstet werden. Von daher darf kein Patient unangemeldet auf die Intensivstation verlegt werden. Das Personal der Intensivstation muss ausreichend Zeit haben, den Bettplatz entsprechend aufzurüsten, Medikamente zu richten und das Beatmungsgerät in Betrieb zu nehmen. Nur so kann eine optimale Patientenversorgung gewährleistet werden.

Für den Transport muss grundsätzlich ein Arzt anwesend sein. Die Patientenunterlagen sind bereitzustellen. Weiterhin sollte grundsätzlich, insbesondere bei respiratorischer Problematik, Sauerstoff über eine Maske verabreicht werden. Diese Materialien sind entsprechend mitzunehmen. Die persönlichen Gegenstände des Patienten sollten bereits auf der Normalstation abgelegt werden und dort verbleiben (z. B. Kleidung). Lediglich ein Kulturbeutel mit notwendigen Dingen wie Zahnbürste oder Rasierer sollte auf die Intensivstation mitgegeben werden.

Der Transport startet, wenn die Intensivstation die Vorbereitungen für die Aufnahme beendet hat. Aus diesem Grund muss eine Abfrage auf der Intensivstation zwingend durchgeführt werden. Der Transport sollte auf dem kürzesten Weg gefahren werden. Dabei ist der Patient immer klinisch zu überwachen. Weiterhin muss der Transportweg so gewählt werden, dass im Notfall das Arbeiten am Patient möglich ist (z. B. Aufzüge).

Auf der Intensivstation angekommen, wird der Patient entsprechend an das Intensivteam übergeben. Dabei ist eine ausführliche Übergabe durchzuführen, die Patientenakte sowie Wertgegenstände zu überreichen. Weiterhin sollte die Angehörigensituation kurz besprochen werden (welche Angehörige gibt es, wer ist der Betreuer, etc.). Neben der ärztlichen Übergabe sollte auch eine ausführliche pflegerische Übergabe stattfinden. Ein Pflegeverlegungsbericht kann hierbei sehr hilfreich sein, wird jedoch in der Notfallsituation nicht immer ausgefüllt werden können.

Notfallverlegung durch Notfallteam

In der Regel verfügt jede Klinik über ein entsprechendes Notfallteam, meist aus einer Intensivpflegekraft und einem Intensivmediziner bestehend, das nach Anforderung zum Notfall kommt und direkt vor Ort die Patientenversorgung übernimmt (▶ Abschn. 8.1.2).

Die Handlungsweise des Notfallteams wird klinikintern geregelt:

- Entweder wird mit der mitgeführten Ausstattung eine Versorgung des Patienten auf Normalstation bis zur Stabilisierung durchgeführt oder
- Es wird kurz versucht, den Patienten auf Station zu stabilisieren und danach findet eine Weiterversorgung auf der Intensivstation statt. Bei diesem Vorgehen kann es vorkommen, dass ein Patient während der Reanimation transportiert werden muss.

Wird der Patient auf Station behandelt, so kommt sowohl dem ärztlichen als auch dem pflegerischen Personal eine hohe Bedeutung zu. Das Personal der Normalstation muss das Notfallteam unterstützen. Dies wird durch die Weitergabe von Informationen über den Patienten begonnen. Weiterhin müssen evtl. Reanimationsmaßnahmen durch das Stationspersonal durchgeführt werden. Aus diesem Grund ist die Teilnahme an einer entsprechenden Schulung regelmäßig durchzuführen.

Vom Intensivmediziner werden im Verlauf des Notfalls weitere ärztliche Kollegen, wie z. B. Oberärzte von den verschiedenen Fachabteilungen informiert, um evtl. Entscheidungen zu treffen. Die Pflegekräfte auf der Normalstation sollten die Intensivpflegekraft entsprechend ihrer Weisungen unterstützen.

Rotes Telefon

Das »rote Telefon« klingelt und das Notfallteam wird auf Station 2 in das Zimmer 221 gerufen, wo eine 65-jährige Patientin leblos im Bett aufgefunden wurde. Das Notfallteam macht sich mit der Notfalltasche und einem Defibrillator schnell auf den Weg. Im Zimmer 221 liegen zwei Herren, die das Notfallteam überrascht ansehen. Der Arzt bittet um Verzeihung, während die Intensivschwester die korrekte Zimmernummer im Pflegestützpunkt eruiert. Dort angekommen führen zwei Pflegekräfte der Station Reanimationsmaßnahmen durch. Der Intensivarzt übernimmt die Leitung der Reanimation und bittet die Intensivschwester ein EKG abzuleiten. Dieses zeigt Kammerflimmern, worauf der Patient sofort defibrilliert wird. Die Basisreanimationsmaßnahmen werden sofort weitergeführt. Der Intensivarzt intubiert die Patientin, legt einen venösen Zugang und 1 mg Adrenalin werden injiziert. Die EKG-Kontrolle 2 Minuten nach der Defibrillation zeigt einen bradykarden Rhythmus, der daraufhin gemessene systolische Blutdruck beträgt 95 mmHg. Die Intensivstation wird verständigt, dass die Patientin zur Überwachung verlegt werden soll – glücklicherweise ist ein freies Bett vorhanden. Die Patientin wird mit Fentanyl und Midazolam für den Transport analgosediert und dann vom Notfallteam und zwei Pflegekräften der Normalstation auf die Intensivstation gebracht.

Ist der Patient entsprechend stabilisiert oder wird unter laufenden Notfallmaßnahmen transportiert, muss der Transport gemeinschaftlich durchgeführt werden. Oftmals ist es der Fall, dass der Patient am Notfallort gleich intubiert und beatmet wird. Ggf. muss ein Transportrespirator organisiert werden. Weiterhin muss Sauerstoff als transportable Flasche zur Verfügung stehen. Dementsprechend können solche »Besorgungsanweisungen« an die Pflegekräfte der Normalstation weitergegeben werden. Hierfür müssen diese wissen, in welchen Bereichen solche Geräte vorhanden sind. Auch hier muss vor Transportbeginn eine Information an die Intensivstation erfolgen, damit eine Vorbereitung eines Bettplatzes erfolgen kann und Personal für die Versorgung des Patienten vorhanden ist.

Wird der Patient unter Reanimationsbedingungen transportiert, ist es von besonderer Wichtigkeit den Transportweg entsprechend gut zu wählen. Während des Transports muss eine Person auf dem Bett knien und die Thoraxkompressionen durchführen. Laut den aktuellen ERC-Guidelines müssen sich die Helfer nach 2 Minuten austauschen. (ERC

Guidelines 2015) Aus diesem Grund sind entsprechende Personen am Transport zu beteiligen. Zudem sollte eine Person bereits die benötigten Aufzüge anfordern und sperren, damit diese direkt für den Transport bereitstehen. Entsprechende »Vorzugsschlüssel« sind entweder auf Station oder beim Notfallteam vorhanden. Weiterhin sollten die Flure entsprechend geräumt werden, damit ein schnelles und sicheres Durchkommen möglich ist. (Latasch u. Knipfer 2004)

Im ersten Moment sind lediglich die Patientenunterlagen von großer Wichtigkeit. Wertgegenstände o. ä. können im späteren Verlauf nachgebracht werden. Die Patientenakte muss vollständig für den Transport bereitgelegt und mitgenommen werden. Diese sollte nach Möglichkeit nicht auf dem Bett abgelegt werden.

Für den Transportweg ist weiterhin wichtig, darauf zu achten, dass er entsprechend dimensioniert ist. Die Flure, Türen und Aufzüge müssen breit und groß genug sein, dass dort sowohl der Patient, als auch des behandelnde Personal Platz finden und eine Weiterversorgung des Patienten möglich ist.

Direkt vor Beginn des Patiententransports ist eine Information an die entsprechende Zielstation (z. B. Intensivstation, OP, CT) zu geben, dass der Transport nun gestartet wird. Ebenfalls sollten Angehörige über den Notfall sowie den Transport entsprechend informiert werden. Kam es während eines Besuchs zu einem Notfall, müssen die Angehörige intensiv betreut werden. Dies sollte durch das Stationspersonal erfolgen. Ebenfalls muss der Patient entsprechend über den Transport aufgeklärt werden.

> **Ein Patiententransport unter einer Notfallsituation ist eine Extremsituation für alle Beteiligte. Aus diesem Grund sind eine gute Kommunikation und Zusammenarbeit von großer Wichtigkeit.**

8.1.4   **Nachbereitung**

Nach einer solchen Notfallsituation müssen im Nachgang evtl. noch Patientenunterlagen oder Patientengegenstände auf die Intensivstation verbracht werden. Ebenfalls muss in der Patientenkurve eine entsprechende Dokumentation über den Notfall sowohl vom ärztlichen wie auch dem pflegerischen Dienst durchgeführt werden. Für Rückfragen der Intensivstation sollte klar sein, wer den Patienten betreut hat. Auch wenn dieser nicht mehr auf Station liegt, sollte er in der Schichtübergabe besprochen werden, falls es später zu Rückfragen kommt.

Weiterhin ist es sinnvoll ein gemeinsames »Debriefing« nach der Notfallsituation durchzuführen. Dieses kann evtl. kurz vor Dienstschluss stattfinden. Hier sollten sowohl ärztliche Kollegen als auch die Pflegepersonen der beteiligten Situation anwesend sein. Hier kann der Verlauf der Notfallsituation besprochen werden und Missverständnisse, Fehler oder auch Lob ganz klar besprochen werden. Dadurch kann im Verlauf die Qualität der Patientenversorgung im Notfall vermutlich verbessert werden.

Debriefing

Zur Übergabezeit kommt das Notfallteam auf die Station 2 und lobt zunächst die Pflegekräfte der Normalstation für ihre suffizienten Basisreanimationsmaßnahmen. Anschließend bittet das Notfallteam darum, darauf zu achten, dass der Ort, wo der Notfall zu behandeln ist, korrekt übermittelt wird, da ansonsten kostbare Zeit für verloren geht. Die Patientin sei nun kardiozirkulatorisch stabil und die Analgosedierung würde nun gestoppt werden, um die Patientin im Laufe des Nachmittags aufwachen zu lassen und extubieren zu können.

Ebenfalls sollte den beteiligten Kollegen der Normalstation die Möglichkeiten für Unterstützung aufgezeigt werden.

Eine solche Notfallsituation kann die Kollegen überfordern und an Grenzen bringen.

Literatur

Hinkelbein J, Spöhr F, Wetsch W (2014) Kurzlehrbuch Anästhesie, Intensivmedizin, Notfallmedizin und Schmerztherapie. Thieme, Stuttgart

http://www.grc-org.de/leitlinien2015. Letzter Zugriff: 09.06.2016

Latasch L, Kniper E (2004) Anästhesie Intensivmedizin Intensivpflege. Urban & Fischer, München

Patiententransport aus dem Aufwachraum

Eric Meier

U. Hecker, E. Meier, *Unterwegs im Krankenhaus – Pflegerische Aufgaben beim Patiententransport (Top im Gesundheitsjob)*, DOI 10.1007/978-3-662-53192-1_9
© Springer-Verlag Berlin Heidelberg 2017

9.1   Aufwachraum

Patienten werden grundsätzlich nach einer Operation in den Aufwachraum zur weiteren Überwachung verlegt. Ausnahmen bilden Patienten, welche aufgrund ihrer Vorerkrankung, der durchgeführten Operation oder aufgetretenen Komplikationen direkt auf die Intensivstation verlegt werden. Patienten, die bereits von einer IMC- oder Intensivstation kommen, gehen i.d.R. dorthin zurück. In größeren Kliniken besteht im Aufwachraum die Möglichkeit einer Nachbeatmung. Dies ist z. B. bei Patienten dann größeren Eingriffen, einer Hypothermie oder eines Relaxanzienüberhangs notwendig. Sind die Patienten entsprechend stabil und gibt es keine unerwünschten Ereignisse, können sie nach einer gewissen Zeit aus dem Aufwachraum auf die Normalstation zurückverlegt werden. Hierbei gilt es im Rahmen des Patiententransports einige Vorgehensweisen zu beachten, die im nachfolgenden Kapitel näher beschrieben werden sollen.

9.1.1   **Patientengut im Aufwachraum**

Im Aufwachraum liegen die verschiedensten Patientengruppen. Die Kenntnis über diese Gruppen spielt auch im Bereich des Patiententransports eine große Rolle, da sich die Transporte in einigen Dingen unterscheiden. Je nach Größe der Klinik gibt es entweder einen Aufwachraum für die komplette Klinik oder mehrere für verschiedene Fachdisziplinen. Weiterhin gibt es die Möglichkeit, dass der Aufwachraum direkt an den OP-Bereich angegliedert ist und von Anästhesiepflegepersonal betreut wird oder alternativ ein dezentraler Aufwachraum mit Anbindung an die Intensivstation von Intensivpflegepersonal betreut ist. Der Aufwachraum sollte idealerweise beide Faktoren zusammenfassen, direkte Anbindung an den OP und die Intensivstation um in beiden Fällen kurze Wege zu haben. Er stellt damit ein wichtiges Bindeglied dar.

Im Aufwachraum liegen die Patienten aller operierenden Fachdisziplinen. Die Altersspanne umfasst oftmals bereits Kleinkinder bis zu geriatrischen Patienten weit über 75 Jahre.

Die Frage, ob nun ein Patient in den Aufwachraum kommt oder einen Intensivplatz erhält, richtet sich sowohl nach der Schwere der Grunderkrankung, der Art und Größe der jeweiligen Operation, als auch nach den jeweiligen strukturellen Voraussetzungen einer Klinik. In kleineren Häusern wird z. B. der Patient nach Whipple-OP auf einer Intensivstation überwacht. In Häusern der Maximalversorgung geht ein solcher Patient nach einer verlängerten Aufwachraumzeit z. T. auf Normalstation oder alternativ auf einer IMC (intermediate care). Hier richten sich die Gegebenheiten nach den Erfahrungen und der Expertise der jeweiligen Klinik. Ein weiterer Faktor, welche den Aufwachraum betreffen sind die »Öffnungszeiten«. Hier gibt es auch Unterschiede: In großen Kliniken besteht teilweise die Möglichkeit, dass Patienten nach großen Eingriffen über Nacht im Aufwachraum bleiben und erst am nächsten Morgen verlegt werden. In kleinen Häusern ist der Aufwachraum nachts meist geschlossen. Übernachtungs- und Notfallpatienten müssen dann auf die Intensivstation verlegt werden oder der Aufwachraum wird über Nacht zur IMC.

Es gilt weiterhin zu beachten, dass der Aufwachraum evtl. auch die Anlaufstelle für interne oder externe Notfälle ist. Somit kann sich plötzlich aus einem gut durchgeplanten Aufwachraum eine Notfallaufnahmestelle für polytraumatisierte Patienten entwickeln und Verlegungen auf Normalstation müssen unter Zeitdruck geschehen.

Ein Aufwachraum bildet also die chirurgischen Patientengruppen eines Krankenhauses ab, somit ist sowohl für die Mitarbeiter im Aufwachraum als auch der Normalstationen ein hohes Wissen über die jeweiligen Krankheitsbilder gefordert.

9.1.2 Verlegungskriterien aus dem Aufwachraum

Patienten müssen, wenn sie im Aufwachraum sind, gewisse Kriterien erfüllen, bevor eine entsprechende Verlegung angedacht werden kann. Hierbei gibt es verschiedene Scores, welche über eine entsprechende Punktzahl den Zustand des Patienten einschätzen. Jedoch sind diese Kriterien an sich kritisch zu betrachten, da es zusätzlich auf die individuelle Situation des Patienten ankommt und auf die Möglichkeiten der Weiterbehandlung anhand der Qualifizierung der nachbehandelnden Station. Ein weiteres Problem dieser Scores ist das die Einschätzung der Patientensituation anhand der Kriterien teilweise subjektiv verlaufen und somit je nach Untersucher verschiedene Werte herauskommen (Zander 1997).

Der wohl bekannteste Score zur Verlegung aus dem Aufwachraum sind die Kriterien nach Aldrete (❏ Tab. 9.1).

◘ **Tab. 9.1** Postoperativer Aufwachscore nach Aldrete

Merkmal	Benotung	Befund
Aktivität	2	Bewegt 4 Extremitäten spontan oder nach Aufforderung
	1	Bewegt 2 Extremitäten spontan oder nach Aufforderung
	0	Bewegt sich weder spontan noch nach Aufforderung
Atmung	2	Atmet tief durch, hustet gut
	1	Luftnot oder eingeschränkte Atmung
	0	Atemstillstand
Kreislauf	2	Blutdruck ±20% vom Ausgangswert vor Narkose
	1	Blutdruck ±20–50% vom Ausgangswert vor Narkose
	0	Blutdruck ±50% vom Ausgangswert vor Narkose
Bewusstsein	2	Vollkommen wach
	1	Auf Anruf erweckbar
	0	Reagiert nicht
O_2-Sättigung	2	≥92% unter Raumluft
	1	Benötigt zusätzlich Sauerstoff, damit sO_2 >90%
	0	sO_2 trotz O_2-Zufuhr <90%

Der maximal erreichbare Punktwert des Aldrete-Score beträgt 10 Punkte, der niedrigste 0 Punkte. Ab welchem Punktwert ein Patient normalstationsfähig ist, ergibt sich aus der Literatur nicht. Aus diesem Grund sollten neben dem Scores weitere grundlegende Voraussetzungen benannt werden, nach denen eine Verlegung auf Normalstation abgewogen wird.

Folgende Voraussetzungen sind nach Meinung der Autoren für eine Verlegung aus dem Aufwachraum notwendig (Zander 1997, Larsen 2012):

- Wachheit sowie räumliche und zeitliche Orientierung des Patienten,
- Patient ist möglichst kooperativ,
- ausreichende Schutzreflexe,
- ausreichende Spontanatmung und Oxygenierung ohne Gabe von Sauerstoff,
- keine wesentliche Nachblutung, minimaler Blutverlust,
- stabile, hämodynamische Situation ohne medikamentöse Therapie,
- ausreichende Diurese,
- kein Muskelzittern, keine Hypothermie,
- keine PONV,
- Schmerzen auf der NRS <4 bei Belastung (Husten, Bewegung).

Sind diese Voraussetzungen erfüllt, muss das subjektive Befinden des Patienten abgefragt und danach entschieden werden ob ein Patient zur Verlegung auf die Normalstation fähig ist.

Warum ist sind nun diese Kriterien wichtig für den Patiententransport und die nachfolgende Station? Sollte es in einem oder mehreren Punkten zu Veränderungen während des Transports oder danach auf der Normalstation kommen, ist zwingend ein Anästhesist hinzuzuziehen, welcher über eine evtl. Rückverlegung in den Aufwachraum entscheiden muss.

9.2   Anforderung des Transports

In der Regel wird die Vorgehensweise in vielen Kliniken ähnlich oder gleich sein. Nachdem der zuständige Aufwachraumarzt die Verlegung des Patienten freigegeben hat, gibt es einen Anruf vom Aufwachraum auf der zuständigen Normalstation, dass der Patient zur Abholung und Rückverlegung aus dem Aufwachraum freigegeben ist. Daraufhin holt ihn die zuständige Station im Aufwachraum ab.

Es gibt jedoch auch andere Fälle, in denen insbesondere in den Nachmittags- oder Abendstunden der Patient durch das Aufwachraumpersonal auf die Normalstation nach Anmeldung gebracht wird. Beide Vorgehensweisen haben ihre Vor- und Nachteile. Hier gilt es insbesondere zu sagen, dass eine Verlegung durch Aufwachraumpersonal sehr qualifiziert ist, jedoch nur dann möglich ist, wenn es die personelle Besetzung des Aufwachraumes zulässt.

Hier kommen insbesondere nochmal die geforderten Voraussetzungen für einen Patiententransport zum gelten. Einen Patiententransport durch ungeschultes Personal insbesondere aus dem Aufwachraum ist fahrlässig. Die Komplikationsgefahr nach einer Narkose ist deutlich erhöht und somit müssen die Mitarbeiter entsprechende Kenntnisse über die Gefahren, Nebenwirkungen und die durchgeführte Operation haben. Ausnahmen könnten hierbei die Transporte von Patienten nach einem kleinen Eingriff sein. Als Beispiel wäre z. B. eine Katerakt-OP in Lokalanästhesie, eine Metallentfernung am Finger o. ä. sein, bei denen weder eine Vollnarkose noch größere Mengen an Lokalanästhetika benötigt wurden und keine kompletten Gliedmaßen betäubt wurden. Ebenso dürfen keine Sedativa oder Opiate während der Lokalanästhesie verabreicht worden sein.

> **❯** Kein Patiententransport nach Narkose oder Lokalanästhesie mit Sedierung durch unqualifiziertes Transportpersonal!

9.2.1 **Patientenvorbereitung für den Transport**

Für den Rücktransport des Patienten gilt es Vorbereitungen zu treffen, bevor dieser Transport starten kann. Als erstes sind die Verlegungskriterien für die Entlassung aus dem Aufwachraum zu prüfen und durch den Arzt zu verifizieren. Er muss entsprechend die Verlegung frei geben.

Als nächstes ist der Patient über die Verlegung zurück auf die Normalstation zu informieren. Dabei sollte grundsätzlich auch die Schmerzsituation überprüft werden und ggf. eine patientenadaptierte Analgesie eingeleitet werden, damit es auf dem Transport durch die Bettbewegungen und Unebenheiten zu keinen Schmerzereignissen kommt. Dabei ist jedoch auch auf die Dosierung zu achten, da der Patient ggf. dann länger im Überwachungsbereich verbleiben muss. Eine frühzeitige Analgesie ist anzustreben. Ist die Station, auf welche der Patient zurückverlegt wird, entsprechend informiert, kommt es darauf an, ob der Patient abgeholt oder zur Station gebracht wird. Wird der Patient durch das Aufwachraumpersonal zurück auf die Station gebracht, so kann die Dokumentation vervollständigt und das Monitoring beendet werden. Wird der Patient abgeholt, so sollte sowohl das Monitoring als auch die Dokumentation noch bis zum Abholzeitpunkt belassen werden.

Drainagen sind vor dem Transport nochmals zu kontrollieren, ggf. zu leeren und die Menge zu dokumentieren. Weiterhin ist es evaluieren, welche Zugänge noch benötigt werden. Auf jeden Fall muss eine arterielle Kanüle zur Blutdrucküberwachung vor der Verlegung entfernt werden, sofern der Patient auf eine Normalstation geht. Werden Patienten auf die IMC-Station verlegt so ist grundsätzlich Rücksprache zu halten, ob eine arterielle Blutdrucküberwachung möglich und notwendig ist. Entsprechend ist die Kanüle entweder zu belassen oder zu entfernen.

Venöse Zugänge sollten nach Möglichkeit belassen werden, um im Notfall (z. B. Kreislaufdepression, Nachblutung, etc.) entsprechend dimensionierte Zugänge zu haben. Zentrale Venenkatheter werden in der Regel in der Einleitung angelegt und können mehrere Tage verbleiben, diese sollten nicht entfernt werden. Ausnahme bildet hier der Fall, dass die Normalstation nicht im Umgang mit ZVK's geschult sind und die Klinikstandards die Entfernung des ZVK's fordern. Die Lumen des ZVK sollten jedoch vor Transport nochmals aspiriert und anschließend gespült werden, damit sich keine Medikamentenreste (z. B. von übergangsweise benötigen Katecholaminen oder einer Sedierung) im ZVK befinden und bei Anschluss einer neuen Infusion plötzlich und unerwartet appliziert werden.

Zudem sollte die Überlegung angestellt werden, ob der Patient noch einer Volumentherapie bedarf. Ist dies der Fall, sollte nach Möglichkeit vor Beginn des Transports eine VEL nach Standard angehängt werden, die in der Zeit nach dem Transport und der Verlegung auf die Normalstation noch weiter läuft. Teilweise kann es empfehlenswert sein, ein entsprechendes NSAR (z. B. Novalgin) in diese zu geben und dem Patienten so noch langsam Schmerzmittel zuzuführen – dies aber dem Personal auf Normalstation unbedingt mitteilen, nicht dass die Infusion »im Schuss« verabreicht wird.

Weiterhin sollte vor Transportbeginn eine PCA oder eine PDK-Pumpe auf Füllstand und Akkuleistung überprüft werden. Es ist nicht ratsam auf Normalstation zu verlegen, wenn die PCA-Pumpe kurz vor der Sperre durch Erreichen der Maximaldosis steht oder die Spritze fast leer ist. Somit ist ein Eingreifen der Pflegekräfte auf der Normalstation, eines Schmerzdienstes oder des Aufwachraumanästhesisten direkt nach Verlegung notwendig, was wichtige Ressourcen blockiert.

Bevor der Transport startet sind die entsprechenden Zugänge und Infusionsleitungen des Patienten zu sichern und zu befestigen. Aus Gründen der Patientensicherheit empfiehlt es sich, die Bettgitter während des Transports zu schließen, sofern der Patient darüber aufgeklärt ist. Je nach Breite von Türen bzw. Aufzügen etc. ist es ratsam, evtl. Drainagebeutel hygienisch korrekt auf einer nach dem Transport zu entsorgenden Unterlage, ins Bett zu legen, damit diese nicht in Rahmen hängen bleiben.

Ist das Pflegepersonal der Normalstation anwesend, so wird eine ausführliche Übergabe durchgeführt. Die durchgeführte Narkose und der durchgeführte Eingriff, Komplikationen während des Eingriffs, Aufwachphase im OP und im Aufwachraum, verabreichte Medikation, Schmerzsituation, Drainagensituation, Diurese, Verhaltensweisen bei Komplikationen, postoperative Schmerztherapie, Verhaltensweisen für Patient und Pflegepersonal nach dem Eingriff müssen in der Übergabe erwähnt und besprochen werden. Ist die Übergabe beendet, können Monitoring und Dokumentation beendet werden. Je nach Standard in der Klinik werden entweder ein Durchschlag oder eine Kopie der Aufwachraumüberwachung sowie die komplette Patientenakte mit OP-Begleitbrief mitgegeben. Eventuelle Wertsachen (z. B. nach Schockraumaufnahme und anschließender OP) sind in einem entsprechenden Formular zu vermerken und die Übergabe schriftlich zu bestätigen.

Übergabe

Herr Peter betritt zusammen mit einer Auszubildenden den Aufwachraum, um Frau Köhler zurück auf Station zu holen. Beiden gehen zum diensthabenden AWR-Pfleger. Dieser berichtet: »*Bei Frau Köhler gab es postoperativ nichts Besonderes. Die distale Radiusfraktur ist in Plexusanästhesie versorgt worden. Intraoperativ hat sie nur ein wenig Propofol zur Sedierung bekommen. Sie ist fit und hat kaum Schmerzen, Durchblutung und Sensibilität sind ok, die Finger kann sie bewegen. Die Redon-Drainage hat bislang fast nichts gefördert.*« Alle drei gehen zur Patientin, die beiden Stationspflegekräfte begrüßen ihre Patientin und beginnen diese vom Monitoring »abzustöpseln«. Anschließend machen sie sich auf den Weg zur Station.

Benötigt der Patient noch Sauerstoff, so ist von der abholenden Station eine transportable Sauerstoffflasche mit Flowmeter mitzubringen und vor Transport entsprechend umzustecken.

Sind alle Vorbereitungen abgeschlossen, so kann der Patient zurück auf die Normalstation transportiert werden.

9.2.2 Transport des Patienten

Für den Transport müssen alle Zu- und Ableitungen des Patienten entsprechend gesichert sein. Unmittelbar vor Transportbeginn sollte dies durch das transportierende Personal nochmals geprüft werden. Der Patiententransport sollte aufgrund der vorherrschenden Schmerzsituation besonders schonend und langsam durchgeführt werden. Insbesondere muss darauf geachtet werden, dass das Bett nicht an Ecken oder Türrahmen anstößt. Dies ist für die meisten Patienten immer sehr schmerzhaft. Es empfiehlt sich von daher den Transport immer mit 2 Personen durchzuführen. Weiterhin sollte eine Person ein Telefon mit sich führen, um bei einem Notfall während des Transports entsprechende Hilfe rufen zu können.

Eine der transportierenden Personen muss eine examinierte Pflegeperson sein. Um eine sachgerechte Anleitung von Auszubildenden zu gewährleisten, empfiehlt es sich, als zweite Person einen Krankenpflegeschüler/in mitzunehmen. Ab dem 3. Ausbildungsjahr sollten diese den Transport bzw. die Übergabe erhalten und die examinierte Pflegeperson nur als »Anleiter« fungieren. Somit kann die Transportkompetenz gestärkt werden und die Auszubildenden sind nach dem Examen ausreichend geschult und trainiert.

Weiterhin ist aus ergonomischer Sicht die Höhe des Bettes entsprechend anzupassen, damit für das Transportpersonal ein rückenschonender Transport möglich ist. Hierüber ist der Patient entsprechend zu informieren, da ein sehr hoch eingestelltes Bett oftmals unangenehm für die Patienten ist.

Für den Transport sollte der schonendste Weg gesucht werden. Insbesondere auf die Aspekte des Kälteschutzes und der Wahrung der Intimsphäre sollte großen Wert gelegt werden. Die Fahrtrichtung muss so gewählt werden, dass der Patient mit dieser gefahren wird (Blickrichtung = Fahrtrichtung). Das sorgt einmal dafür, dass er den Weg sehen kann und ebenso wird dadurch das Auftreten von Schwindel und Übelkeit verhindert. Wie bereits beschrieben empfiehlt es sich die Bettgitter des Bettes hoch zu machen und somit dem evtl. noch nicht ganz wachen Patienten dadurch eine Begrenzung zu bieten. Möchte der Patient dies nicht, oder sind die Bettgitter nicht im Bett integriert, so muss darauf geachtet werden, dass der Patient nicht die Arme oder Hände aus dem Bett streckt und somit in engen Fluren oder in Rahmen (Tür, Aufzug) Verletzungen erleidet.

Im Zimmer des Patienten angekommen sollte als erstes die Stromversorgung des Bettes eingesteckt werden und ggf. die Sauerstoffzufuhr auf die zentrale Gasversorgung umgesteckt werden. Weiterhin ist das Bett in die niedrigste Position zu fahren, damit, sollte es zu einem Herausfallen aus dem Bett kommen, die Fallhöhe möglichst gering ist. Je nach Patientenzustand (müde, unruhig) sollte das Bettgitter zumindest teilweise geschlossen bleiben, um Stürzen vorzubeugen. Eine Patientenklingel ist unbedingt in Reichweite des Patienten zu legen und dem Patienten zu erläutern. Infusionen sollten an entsprechende Infusionsständer gehängt werden, jedoch muss auf eine ausreichende Länge der Infusionsleitung geachtet werden. Hat der Patient die Freigabe trinken zu dürfen, sind Getränke in Reichweite zu stellen. Ist weiterhin Übelkeit vorhanden, sollte eine Nierenschale oder Spucktüte ebenfalls in Patientenreichweite vorhanden sein.

Der Patient ist anschließend auf die notwendigen Verhaltensweisen nach der Narkose und Operation hinzuweisen. Dazu gehört v. a. das erste Aufstehen nur in Begleitung einer Pflegeperson durchzuführen. Ebenfalls müssen ihm die Verhaltensweisen für die Bedienung einer PCA erläutert und die Schmerzsituation abgefragt werden. Eine entsprechende Analgesie ist einzuleiten, sofern keine PCA vorhanden ist. Weitere wichtige Punkte sind die Mobilisation, Atemtherapie, Kostaufbau, Abführen sowie das Verhalten bei Unwohlsein, plötzlich eintretenden starken Schmerzzuständen oder Übelkeit.

> **Praxistipp**
>
> Sollte der Patient noch nicht in der Lage sein, die Anweisungen entsprechend umzusetzen, so ist die Information nach einigen Stunden zu wiederholen. Bei Unsicherheit sollte der Patient zu einem späteren Zeitpunkt über die erläuterten Verhaltensweisen abgefragt werden.

Auch Angehörige sind über die notwendigen Verhaltensweisen zu informieren, da diese oftmals die Situation falsch einschätzen und dem Patienten, welcher z. B. noch Nahrungskarenz hat, etwas zu essen anbieten.

9.2.3 Transportnachbereitung

Sind alle unmittelbaren Patiententätigkeiten abgeschlossen, so sind die Transportnachbereitungen durchzuführen. Dazu gehört die Versorgung bzw. Aufbereitung des Transportmaterials (z. B. Tausch der Sauerstoffflasche, Desinfektion des Flowmeters). Weiterhin müssen die Vitalwerte und Drainagenzustände sowie die Diurese des Patienten nach den Stationsrichtlinien überprüft, Anordnungen des OP-Teams oder der Anästhesie eingetragen und die Dokumentation des Patientenzustands durchgeführt werden.

Drainagen, Katheter, Zugänge müssen in die Patientenkurve mit Anlagedatum übertragen werden. Dabei ist die Farbe des Drainagensekretes von sehr hoher Wichtigkeit, um Veränderungen auch über mehrere Dienste gleich zu bemerken.

> Die Überprüfung des Patientenzustandes mit Vitalwerten, Neurologie, Schmerzsituation, Drainagen, Diurese sind in regelmäßigen Abständen durchzuführen. Die Zeitabstände müssen durch Klinikumsvorgaben definiert werden. Bei Besonderheiten sind diese zu verkürzen.

Werden in den postoperativen Nachkontrollen Auffälligkeiten festgestellt, so sind diese unmittelbar dem Stationsarzt mitzuteilen. Dieser hat den Patienten zu untersuchen und ggf. weitere Maßnahmen einzuleiten. Insbesondere Patienten mit einer PCA-Pumpe sind gründlich zu beobachten. Vor jedem Spritzenwechsel oder dem zurückstellen der Maximaldosis ist eine gründliche Patienteneinschätzung und Überwachung durchzuführen, damit es nicht zu einem Opiatüberhang kommt.

Besonderes Augenmerk muss auch auf Patienten gelegt werden, welche im Aufwachraum oder im OP eine Antagonisierung erhalten haben. Diese wird nach einer gewissen Zeit ihre Wirkung verlieren oder verringern und somit besteht die Gefahr des erneuten Medikamentenüberhanges des Patienten.

Eingeschlossene Wertsachen des Patienten vor OP sind ihm entsprechend nach der Operation wieder auszuhändigen. Dabei ist darauf zu achten, dass die Narkose entsprechend »ausgeschlafen« ist und der Patient orientiert und wach ist. Die Aushändigung der Wertsachen muss vom Patienten unterschrieben werden, um diese entsprechend zu dokumentieren.

Literatur

Larsen R (2012) Anästhesie und Intensivmedizin für die Fachpflege; 8. Aufl. Springer, Berlin Heidelberg

Zander J (1997) Nach dem Aufwachraum – welche Patienten wohin? Anaesthesist 45: S132–S136

Übernahme von der Intensiv- oder IMC-Station

Eric Meier

U. Hecker, E. Meier, *Unterwegs im Krankenhaus – Pflegerische Aufgaben beim Patiententransport (Top im Gesundheitsjob)*, DOI 10.1007/978-3-662-53192-1_10
© Springer-Verlag Berlin Heidelberg 2017

10.1 Grundlagen zur Verlegung

Die Übernahme von Patienten aus dem Überwachungsbereich ist gängiger Alltag in den Kliniken. Doch wird immer wieder festgestellt, dass es sowohl aus Sicht der Überwachungsstation als auch der Normalstation die Wünsche über die Übernahme sehr unterschiedlich sind. Da die Verlegung aus dem Überwachungsbereich auf die Normalstation in beiden Fällen sehr gleich ist, wird in diesem Kapitel der Begriff »Intensivstation« vorwiegend genutzt. Die hier aufgeführten Handlungsanweisungen gelten jedoch auch für IMC-Stationen. Unterschiede werden entsprechend aufgeführt.

Je nach Größe der Klinik werden Patienten nach dem Intensivaufenthalt zuerst auf eine IMC-Station verlegt oder, wenn keine IMC vorhanden ist, auf die Normalstation. Dem Patienten wird meist die größte Aufmerksamkeit bei der Aufnahme in den Überwachungsbereich geschenkt. Jedoch sollte diese Aufmerksamkeit besonders für die Verlegung gelten. Die Literatur beschreibt, dass die Wiederaufnahmerate auf Intensivstationen bei ca. 10% liegt. Weiterhin ist die Krankenhausverweildauer erhöht und Patienten haben eine bis zu 6-fach höhere Sterberate (Wilhelm 2013).

Die Kriterien für die Verlegung auf die Normalstation sind durch die Stationsärzte des Überwachungsbereichs zu prüfen und zu kontrollieren. Insbesondere ist für die Verlegung von Patienten wichtig, zu wissen was eine Station leisten kann. So sollten z. B. Fragen beantwortet werden, was eine Station pflegerisch und ärztlich leisten kann, wie die Versorgungssituation am Wochenende aussieht, ob eine regelmäßige Atemtherapie möglich ist und ob es technische Ausstattung gibt, welche der Patient benötigen könnte. Vor einer Verlegung muss geklärt werden, ob es Beeinträchtigungen gibt, die zuerst auf der Intensivstation behandelt werden müssen oder ob diese auf der Normalstation therapiert werden können. Ist dies nicht der Fall, muss der Patient weiter auf der Intensivstation bleiben (Wilhelm 2013).

Es werden in der Literatur keine Angaben bezüglich einer Leitlinie mit genauen Kriterien für eine Verlegung beschrieben. Von daher sollte man grundsätzlich abwägen, ob eine Verlegung des Patienten möglich ist. Betrachtet werden sollten folgende Faktoren (Wilhelm 2013):

- Gehirn,
- Herz und Lunge,
- Magen-Darm-Passage,
- Niere,
- Labor,
- Mobilisation,
- Drainagen und Katheter,
- Schmerztherapie,
- Akutbedrohung.

Für den pflegerischen Part sind v. a. die Faktoren Magen-Darm-Passage, Neurologie, Mobilisation, Katheter, Drainagen sowie die Schmerztherapie von großer Bedeutung.

Für Patienten und Angehörige ist die Verlegung auf die Normalstation meist eine Stresssituation. Zwar hat sich der Gesundheitszustand des Patienten gebessert, jedoch wird in den meisten Kliniken die Betreuungsintensität drastisch abnehmen. Weiterhin stehen keine oder nur sehr eingeschränkte apparativen Maßnahmen zur Überwachung des Patienten zur Verfügung. Weitere Gründe für den Verlegungsstress sind v. a. mangelnde Vorbereitung und Information über die Verlegung, Verlegung in der Nacht, während des Schichtwechsels oder eine plötzliche Verlegung. Zudem ändern sich für Patienten die Art der Pflege und die Bezugspersonen. Für Angehörige ist häufig die unangekündigte Verlegung ein großes Problem, welche sowohl Ängste als auch Unsicherheiten schürt.

Was ist passiert?

Wie jeden Nachmittag in den vergangenen 3 Wochen betritt Frau Willer um 15:30 Uhr die Intensivstation, um ihrem Mann zu besuchen, der nach seiner Operation so einige Komplikationen durchlitten hat. Glücklicherweise geht es ihm in den letzten Tagen von Tag zu Tag etwas besser. *»Mal sehen, ob er heute schon im Sessel sitzt, wenn ich gleich rein kommen.«*, denkt sie freudig. Als sie an der Zimmertür steht, sieht sie die Rücken von zwei Menschen vor dem Bett stehen, einen anderen auf der anderen Bettseite und hört das Beatmungsgerät. Sie ist schockiert und beginnt laut zu schluchzen. Frau Münch, die ihren Mann in den letzten Tagen nachmittags betreut hat, kommt aus dem Nachbarzimmer, erfasst die Situation sofort, nimmt Frau Willer in den Arm und sagt: *»Es ist nicht ihr Mann. Er ist heute Morgen auf die IMC-Station verlegt worden. Die Kollegen haben versucht, Sie anzurufen, aber haben Sie nicht erreicht. Ich sage noch schnell den Kollegen Bescheid, dann bringe ich Sie zu Ihrem Mann.«*

Da sich dieses Buch sowohl an Pflegende der Normalstation wie auch der Intensivstation richtet und es um den Patiententransport in der gesamten Klinik geht, werden die Vorbereitungen und Durchführung des Transports aus beiden Sichten näher erläutert. Hierbei wird der Fokus auf die Patientensicherheit und die pflegerischen Aufgaben in der Vorbereitung, Durchführung und Nachbereitung des Transports aus dem Überwachungsbereich gelegt.

10.2   Vorbereitungen zur Verlegung von der Intensivstation auf Normalstation

Für die Verlegung des Patienten ist eine früheste mögliche Information an das Pflegepersonal wichtig. Aus diesem Grund empfiehlt sich für die Pflegekraft auch ggf. eine aktive Rückfrage beim zuständigen Arzt, ob eine Verlegung im Tagesverlauf angedacht ist. Somit können sowohl Angehörige als auch der Patient frühzeitig informiert werden.

Ist die Verlegung des Patienten sicher und die entsprechende Station darüber informiert, dass sie den Patienten aufnehmen soll, so ist beim Patienten eine gründliche Körperpflege durchzuführen. Weiterhin sind alle Verbände zu wechseln. Da im Bereich der Normalstation kein Monitoring zur Verfügung steht, müssen arterielle Katheter entfernt werden. Dies sollte frühzeitig geschehen um evtl. Nachblutungen, welche dann unbeobachtet sind, zu vermeiden. Bis zum Zeitpunkt der Verlegung kann dann auf eine nichtarterielle Blutdruckmessung (NBP) umgestellt werden. Weiterhin sollte bereits im Vorfeld abgeklärt werden, ob gewisse Drainagen oder Zugänge gewechselt oder gezogen werden. Insbesondere ein ZVK sollten kritisch hinterfragt werden. Kann die Infusionstherapie auch über periphere Kanülen durchgeführt werden, sollte der ZVK aus hygienischen Gründen gezogen werden. Dies gilt insbesondere für einen

ZVK mit längerer Liegedauer. Verbleibt der ZVK, so sind die Lumen entsprechend der geltenden Hygienerichtlinien durchzuspülen und steril zu verschließen. Zu beachten ist jedoch, dass stillgelegte Lumen nach 24 h nicht mehr genutzt werden dürfen und der ZVK danach zu entfernen ist.

Wird der Patient zum Transport auf Normalstation in ein anderes Bett umgelagert, so muss das Intensivbett nicht zwingend frisch bezogen werden. Anderenfalls sollte nach der Körperpflege ein Wechsel der Bettwäsche durchgeführt werden.

Im Vorfeld des Transports sollte mit der aufnehmenden Station eine Uhrzeit zur Übernahme ausgemacht werden. Das gewährleistet, dass die Pflegeperson der Intensivstation genügend Zeit für die Patientenversorgung hat und anschließend das Bett auf der Normalstation zur Verfügung steht. Weiterhin muss in der Klinik geklärt sein, ob der Patient von der Normalstation abgeholt wird oder das Intensivpersonal den Patienten zur Station bringt.

Ein weiterer wichtiger Punkt ist die Intensivdokumentation. Meist geht die originale Intensivkurve mit dem Patienten in der Patientenakte auf die Normalstation. Bei einem PDMS-System (Patientendatenmanagmentsystem, elektronische Patientenkurve) muss ein entsprechender Ausdruck durchgeführt werden. Ebenfalls muss in der Klinik geklärt sein, ob ein Pflegeverlegungsbericht auf die Normalstation mitgegeben wird. Dieser ist ggf. anzulegen und auszufüllen.

Nun unterscheiden sich die Vorgehensweisen davon, ob der Patient auf die Normalstation gebracht wird oder abgeholt wird.

10.2.1 **Patient wird auf die Normalstation gebracht**

Die Intensivpflegekraft sollte nochmals Kontakt mit der Normalstation zur ausgemachten Uhrzeit aufnehmen, um zu klären, ob das Bett bzw. der Bettplatz zur Verfügung steht. Danach sollte eine letzte Dokumentation der Vitalparameter und Infusionen durchgeführt werden. Erst wenn die Dokumentation abgeschlossen ist, sollte der Ausdruck des PDMS-Systems erfolgen. Anschließend kann die Überwachung beendet und das Monitoring abgebaut werden. Benötigt der Patient Sauerstoff, so ist eine transportable Einheit mitzunehmen. Weiterhin müssen zu diesem Zeitpunkt alle persönlichen Gegenstände des Patienten gerichtet sein. Wertsachen, die auf der Intensivstation eingeschlossen sind, sollten entweder dem Patienten oder der Normalstation gegen Unterschrift ausgehändigt werden.

Alle Drainagen und Zugänge sind entsprechend zu sichern, damit während des Transports nicht die Gefahr besteht, dass sie hängenbleiben und diskonnektieren oder dislozieren. Lagerungsmaterial sollte nur dann mitgegeben werden, wenn der Patient dies benötigt. Wird der Patient mit ZVK verlegt, so sollte hier eine freilaufende Infusion angeschlossen werden, damit das Lumen permanent befahren ist. Spezielle Gerätschaften, wie z. B. eine VAC-Pumpe müssen je nach Gegebenheit der Klinik entweder mitgegeben werden oder auf Normalstation getauscht werden. Meist werden diese Geräte aber für den jeweiligen Patienten bestellt und abgerechnet und können somit bis zum Ende der Therapie beim Patienten verbleiben. Entsprechende Netzkabel für diese Geräte, z. B. auch eine PCA-Pumpe, sind auf Normalstation mitzugeben.

Direkt vor Transportbeginn sollten Katheterbeutel noch geleert werden. Drainagenbeutel sollten nur dann geleert werden, wenn diese sehr voll sind. Es ist für die Kollegen der Normalstation immer sehr interessant zu sehen, wie die

Drainagenflüssigkeit aussieht, um evtl. Veränderungen rasch erkennen zu können. Weiterhin muss sich die Pflegekraft beim Verlassen des Zimmers entsprechend abmelden, damit die weiteren Patienten überwacht sind. Vor Transportbeginn ist eine telefonische Information an die Normalstation hilfreich, dass der Transport jetzt startet.

10.2.2 Patient wird von Normalstation abgeholt

Wird der Patient durch die Normalstation abgeholt, so ist auch hier für die bessere Planung eine Zeit auszumachen, wann der Patient abgeholt wird. Benötigte Materialien wie z. B. Sauerstoff sind dabei gleich anzumelden, damit die Station entsprechendes Material mitbringt.

Die Pflegekraft der Normalstation sollte bemüht sein, den ausgemachten Zeitpunkt einzuhalten. Anderenfalls ist eine Rückinformation an die Intensivstation erforderlich.

Die Intensivpflegekraft sollte kurz vor dem ausgemachten Abholtermin die Vitalparameter und Monitordaten dokumentieren und danach die Patientenkurve vervollständigen oder den PDMS-Ausdruck vornehmen. Erst danach sollte das Monitoring beendet werden. In der Praxis hat sich etabliert, dass eine Überwachungsmaßnahme (meist die SpO_2 Messung) bis zum Eintreffen der Pflegekräfte der Normalstation weitergeführt wird. Weiterhin müssen alle Zugänge hygienisch abgestöpselt werden. Auch hier empfiehlt es sich ggf. eine freilaufende Infusion an ein Lumen des ZVK anzuschließen. Katheterbeutel sind zu leeren, Drainagenbeutel aus oben genannten Gründen zu belassen.

Die Pflegekräfte der Normalstation sollten den Transport mit 2 Personen durchführen. Da hierbei auf jeden Fall eine examinierte Pflegeperson dabei sein muss, kann hieraus eine sehr gute Lernsituation für Krankenpflegeschüler entstehen. Diese können sehr gut in einen solchen Transport eingebunden werden.

Im Überwachungsbereich angekommen sollte eine detaillierte Übergabe des Patienten erfolgen. Erst danach sollte die letzte Überwachung beendet und das Bett vom Stromnetz getrennt werden. Entsprechende Geräte (z. B. PCA, VAC-Pumpe) sind mitzunehmen. Ebenso sollte einer Übergabe der Wertsachen und persönlichen Gegenstände erfolgen.

> **Praxistipp**
>
> Oftmals gesehen ist eine Mischform von beidem:
> Die Pflegekraft der Normalstation kommt alleine auf die Intensivstation und der Transport wird mit der Pflegekraft der Intensivstation zusammen durchgeführt. Dies hat den Vorteil, dass ggf. noch weitere Informationen ausgetauscht werden können, die anfangs vergessen wurden oder neu aufgetretene Fragen noch geklärt werden können. Zudem gibt dieses Vorgehen dem Patienten Sicherheit und wirkt so stressreduzierend.

10.3   Patiententransport

Beim Patiententransport unterscheidet es sich nicht relevant davon, ob der Transport durch das Pflegepersonal der Normalstation, der Intensivstation oder als gemischtes Team durchgeführt wird. Die Patienteninformation muss wie bereits beschrieben frühzeitig und ausführlich durchgeführt werden.

Vor Transportbeginn sind alle Materialien, Dokumente, Wertsachen entsprechend zusammenzuführen, damit diese mitgenommen werden können. Insbesondere bei der Abfahrt von der Intensivstation ist genauestens zu kontrollieren, dass alle Drainagen, Zugänge gesichert sind und das

Bett bzw. der Patient an keinen Kabeln mehr hängt. Somit lassen sich Schäden am Patient und am Material effizient verhindern. Der eigentliche Transport sollte durch die betreuende Pflegekraft und einer weiteren Person durchgeführt werden. Weiterhin hat sich die Pflegekraft der Normalstation dem Patienten vorzustellen.

Der Patient ist für den Transport entsprechend zuzudecken, seine Intimsphäre ist zu wahren und es muss ein Schutz vor Unterkühlung bestehen. Auch hier gelten die allgemeinen Regeln des Transports, dass die Transportstrecke entsprechend sicher und soweit wie möglich komfortabel sein muss. Es kann ggf. empfehlenswert sein, den Transport bzw. die Verlegung im Beisein der Angehörigen durchzuführen. Diese können dem Patienten Sicherheit geben und auch die Angehörigen können sich durch die direkte Kenntnis der neuen Station sicherer fühlen. So kann direkt ein Vertrauensverhältnis aufgebaut werden.

Während des Transports sollte dem Patienten die Fahrtstrecke erklärt werden, ebenfalls sollte die Pflegekraft den Patienten visuell beobachten. Gerade Patienten nach einem langen Intensivaufenthalt können Probleme mit dem Gleichgewichtsorgan haben, was bei Kurvenfahrten mit dem Bett zu Übelkeit und Schwindel führen kann.

Auf der Normalstation angekommen muss klar sein, in welches Zimmer der Patient kommt. Die betreuende Pflegekraft des Bereichs, sofern diese nicht den Transport durchgeführt hat, sollte anwesend sein oder über das Eintreffen informiert werden. Das Bett sowie die benötigten elektronischen Geräte sollten an die Stromversorgung angeschlossen werden. Dem Patienten ist eine Patientenklingel zu geben und die Funktion zu erklären. Hierbei ist insbesondere beim Vorhandensein einer PCA-Pumpe der Unterschied zur Klingel aufzuzeigen.

Wurde der Patient durch das Intensivpersonal transportiert, kann jetzt eine entsprechende Übergabe stattfinden.

Diese kann auch im Stationszimmer durchgeführt werden, wenn der Patient entsprechend darüber informiert ist. Nach der Übergabe und dem Verlassen des Intensivpersonals sollte die betreuende Pflegekraft ggf. das verwendete Material aufbereiten und entsprechend desinfizieren. Je nach Vorgaben in der Klinik müssen VAC-Pumpe o. ä. umgemeldet werden.

> **Praxistipp**
>
> Dem Patient ist nach der Übernahme auf der Normalstation diese entsprechend vorzustellen und das Zimmer sowie die Möglichkeiten zur Erhaltung von Hilfe aufzuzeigen. Gerade am Anfang sind Patienten meist sehr unsicher. Hier sollte nach einem Patientenklingeln rasch reagiert werden und die Vitalzeichenkontrolle öfters durchgeführt werden.

10.3.1 Übergabe

Der Patientenübergabe ist besonders bei Verlegung auf die Normalstation eine große Bedeutung zu legen. Meist kommt es zu einem großen Informationsverlust zwischen der Intensivstation und der Normalstation (Wilhelm 2013). Dies ist v. a. dadurch begründet, dass die Prioritäten der Pflegekräfte zwischen Normalstation und Intensivstation sich sehr unterscheiden. Als Beispiel sei die Ausscheidung genannt. Für Intensivpflegekräfte ist die stündliche Diurese sehr wichtig, für die Pflegekräfte auf Normalstation maximal die Diurese über 24 h. Ein weiteres Beispiel ist die Blutgasanalyse. Auf der Intensivstation wird diese mehrmals am Tag durchgeführt und interpretiert. Die Pflegekräfte auf der Normalstation können mit den Werten meist nichts anfangen und sind nur daran interessiert, ob der Patient Sauerstoff benötigt oder nicht.

> Die Autoren möchten insbesondere im Bereich der Übergabe auch auf das Kapitel »Kommunikation« verweisen, in dem wichtige Tipps zur richtigen Kommunikation im Krankenhaus beschrieben sind (► Kap. 5).

Nachfolgend eine Auflistung über die Inhalte der pflegerischen Übergabe bei Verlegung auf die Normalstation:

- Patientendaten:
  - Name,
  - Alter.
- Grunderkrankung,
- Begleiterkrankungen,
- Durchgeführte Interventionen und Operationen,
- Verlauf des Intensivaufenthalts:
  - Aufnahme,
  - Komplikationen,
  - Zwischenbefunde,
  - letzte Operation.
- Wichtige Besonderheiten:
  - Keimstatus (MRE).
- Kreislauf:
  - Neigung zur Hyper-/Hypotonie,
  - stabil bei Mobilisation,
  - Besonderheiten im Tagesverlauf,
  - orale Medikamente,
  - Volumenstand,
  - Herzrhythmus.
- Atmung:
  - Sauerstoff oder kein Sauerstoff notwendig,
  - Wenn ja, wie viel l/min Sauerstoff,
  - was passiert ohne Sauerstoff (Zyanose, Bewusstseinsverlust, etc.),
  - Sekretsituation: Abhusten möglich,
  - Atemtherapie: was, wie oft.

- Neurologie:
  - Vorerkrankungen,
  - Delir? Wenn ja bis wann? Medikamente,
  - Orientierung,
  - Sturzgefahr.
- Magen-Darm-Trakt:
  - Kostaufbau,
  - Hilfestellung beim Essen bzw. Trinken erforderlich,
  - Magensonde,
  - Schluckstörungen,
  - Funktion des Magen-Darm-Trakts,
  - letzter Stuhlgang,
  - Stomaverluste,
  - Stomaversorgung.
- Niere:
  - Blasenkatheter (Anlagedatum),
  - Urinfarbe, Urinkonzentration,
  - Bilanz über 24 h (grob über Intensivaufenthalt).
- Mobilisation:
  - Umfang, Dauer, Personalbedarf,
  - Atemtherapie selbstständig,
  - Besonderheiten (Bewegungseinschränkung, Ruhigstellung von Extremitäten, Schienen, etc.).
- Drainagen bzw. Katheter:
  - Liegedauer,
  - letzter Verbandswechsel,
  - Drainagensekret:
    - Farbe,
    - Aussehen,
    - Menge,
    - Besonderheiten.
  - Entfernte Drainagen in den letzten 24 h,
  - Anzahl und Art der liegenden Drainagen bzw. Katheter.

- Wunden:
  - Art, Anzahl,
  - letzter VW,
  - Aussehen,
  - Behandlungsplan.
- Schmerztherapie:
  - Schmerztherapie auf Intensivstation (Menge, Art des Medikaments),
  - PCA bzw. PDK,
  - Reaktion des Patienten auf Schmerz (meldet sich Patient?),
  - Betreuung durch Schmerzdienst? Info an Schmerzdienst über Verlegung?
- Angehörige:
  - Information über Verlegung erfolgt?
  - Wer, wie oft, wer erhält Auskunft, wer ist erster Ansprechpartner?

Die Übergabe sollte in einer ruhigen Atmosphäre durchgeführt werden, um somit Störungen im Ablauf zu vermeiden. Im Bereich der Intensivstation kann dies bedeuten die Tür zum Patientenzimmer zu schließen. Der Patient kann in die Übergabe mit einbezogen werden. Wird die Übergabe auf der Normalstation durchgeführt, so sollte diese nur dann im Patientenzimmer durchgeführt werden, wenn dies aus datenschutzgründen möglich ist. Hier empfiehlt sich meist die Übergabe im Dienstzimmer der Normalstation (Kany et al. 2014). Meist wird die Übergabe mündlich durchgeführt und die aufnehmende Station macht sich Notizen. Diese Vorgehensweise kann natürlich weiterhin zum Informationsverlust führen. Hier ist die Anlage eines Pflegeverlegungsberichts sehr hilfreich. Dieser umfasst die meisten der oben genannten Daten.

> **Praxistipp**
>
> Pflegeverlegungsbericht und Arztbrief zusammen bil-
> den die oben genannten Informationen ab und können
> zusammen als »Handout« der mündlichen Übergabe
> dienen. Für Notizen steht meist entsprechender Raum
> auf dem pflegerischen Verlegungsbericht zur Verfü-
> gung. Somit kann der Informationsverlust reduziert
> werden.

Die pflegerische Übergabe ersetzt nicht den Arztbrief und
eine ausführliche ärztliche Übergabe. Der Arztbrief sollte bei
Verlegung bereits fertig sein und der Pflegekraft der Normalstation zur Weiterleitung an den Stationsarzt ausgehändigt werden. Er kann lediglich als Unterstützung der pflegerischen Übergabe dienen.

10.3.2 Besonderheiten

Für die Verlegung von Patienten ist wichtig, gewisse Besonderheiten vorher abzuklären. Dazu gehört u. a. auch der
Keimstatus. Dieser muss im Vorfeld offen besprochen werden. Teilweise gelten im Bereich der Normalstation andere
Isolationsmaßnahmen als im Intensivbereich. Diese müssen
vorher besprochen und geklärt werden.

Patienten mit einem erhöhten Pflegeaufwand, z. B.
durch großflächige Wunden mit aufwändiger Wundversor-
gung oder nicht orientierte, delirante Patienten, müssen der
Normalstation frühzeitig angekündigt werden. Wobei solche Patienten normalerweise auf der IMC- oder Intensivstation bleiben sollten. Aufgrund von Bettendruck ist dies jedoch nicht immer möglich. Die Intensivstation bedeutet
schließlich auch »Intensivpflegestation«.

Auf keinen Fall sollten solche Patienten kurzfristig an oder kurz vor einem Wochenende verlegt werden. In vielen Fällen bedeutet das eine Unterversorgung des Patienten mit der hohen Gefahr der Rückverlegung. Die Normalstation muss sich auf den erhöhten Pflegeaufwand vorbereiten und im Stationsalltag diesen organisieren können.

> ❯ Pflegekräfte sollten sich gegenüber dem ärztlichen Dienst bei Bedenken gegenüber der pflegerischen Versorgung äußern und die Verlegung hinterfragen. Insbesondere an oder kurz vor Feiertagen und an Wochenenden.

10.3.3 Nachbereitung

Nach dem Transport muss im Überwachungsbereich der Bettplatz wieder aufbereitet werden. Je nach Größe der Klinik steht hierfür extra Personal zur Verfügung oder es wird durch die Zimmerpflegekraft durchgeführt. Nach den hygienischen Vorgaben ist das Monitoring zu reinigen und zu desinfizieren. Beatmungsschläuche und Beatmungseinheiten sind nach den Vorgaben auszutauschen. Einmalmaterial sowie Infusionen und Perfusoren sind zu verwerfen.

Wurde der Patient in ein anderes Bett umgelagert, so ist das Intensivbett der Bettenreinigung zuzuführen. Ein entsprechend gereinigtes Bett ist je nach den Gegebenheiten und Vorgaben der Intensivstation im Zimmer zu richten oder bereitzustellen. Weiterhin sollte der Patientenplatz mit entsprechendem Material versehen sein, um schnell einen Patienten aufnehmen zu können.

Werden noch Patientengegenstände aufgefunden, so sind diese auf die Normalstation zu bringen (oder abholen zu lassen).

Für die Normalstation ist in der Nachbereitung des Transports die Aufnahme des Patienten im System durchzuführen sowie die Patientenakte zu aktualisieren. Dabei sind die Daten aus der Intensivkurve zu übertragen. Insbesondere sollte Wert auf die liegenden Zugänge gelegt werden. Die Medikamente der Intensivstation müssen vom Stationsarzt der Normalstation entsprechend verordnet oder abgesetzt werden. Entsprechende Pflegebesonderheiten, Pflegepläne, Atemtherapiezeiten sind in der Patientenakte zu vermerken und anzulegen. Gerade am Anfang wird der Patient sich erst an die neue Situation mit einer geänderten Betreuungsquote gewöhnen müssen.

Literatur

Kany A, Brock A, Knipfer E (2014) Handbuch Intensivpflege. Urban & Fischer, München

Knipfer E, Kochs E (2008) Klinikleitfaden Intensivpflege. 4. Aufl. Urban & Fischer. München

Larsen R (2012) Anästhesie und Intensivmedizin für die Fachpflege. 8. Aufl. Springer, Berlin Heidelberg

Wilhelm W (2013) Praxis der Intensivmedizin. 2. Aufl. Springer, Berlin Heidelberg

Intensivtransport

Eric Meier, Uwe Hecker

U. Hecker, E. Meier, *Unterwegs im Krankenhaus – Pflegerische Aufgaben beim Patiententransport (Top im Gesundheitsjob)*, DOI 10.1007/978-3-662-53192-1_11
© Springer-Verlag Berlin Heidelberg 2017

11.1 Transport von intensivpflichtigen Patienten

Der Transport von intensivpflichtigen Patienten stellt eine der größten Herausforderungen in der Pflege dar. Intensivpatienten sind auf die speziellen Möglichkeiten und Techniken einer Intensivstation, aber auch auf das »know how« der dort arbeitenden Berufsgruppen angewiesen, um eine kritische Erkrankung zu überstehen. Werden nun diese Möglichkeiten und Technik reduziert, bedeutet dies automatisch ein erhöhtes Risiko für den Patienten. Aus diesem Grund muss die Indikation für den Transport einen Patienten im Intensivbereich streng gestellt werden. In den Empfehlungen der Deutsche Interdisziplinäre Vereinigung für Intensiv- und Notfallmedizin (DIVI) finden sich weder Empfehlungen zur Qualifikation des Pflegefachpersonals in den Ausführungen zum Thema Intensivtransport, noch in den Pflegekompetenzen für Intensivpflegekräfte! Hingegen werden für den ärztlichen Dienst genaue Tätigkeiten, Fortbildung und Qualifikationen beschrieben. So ist die Pflegekraft oftmals auf sich alleine gestellt.

So ist es zwingend Aufgabe jeder Station und jedes Praxisanleiters frühzeitig während der Einarbeitung neuer Mitarbeiter für die Thematik zu sensibilisieren. Leider bietet sich in der Einarbeitung neuer Kollegen nicht immer die Möglichkeit, eine Vielzahl an Intensivtransporten durchzuführen. Daher werden in diesem Kapitel die pflegerischen Aspekte im Transport von IMC- oder Intensivpatienten näher erläutert werden.

11.1.1 Definition

Der Transport vom Intensivpatienten innerhalb einer Klinik oder eines Klinikkomplexes ohne die Unterstützung eines speziellen Fahrzeuges (z. B. ITW) wird als Intrahospitaltransport bezeichnet. Die häufigsten Gründe für einen solchen Transport sind Interventionen, Diagnostik, Operationen oder Verlegungen zwischen verschiedenen Intensivstationen.

11.1.2 Indikationen

Die DIVI beschreibt in ihren Empfehlungen zum innerklinischen Intensivtransport, das Transporte kritisch Kranker eine erhebliche zusätzliche Gefährdung dieser Patienten darstellt und von daher der Nutzen der Maßnahme kritisch gegen die zusätzlichen Gefährdung abzuwägen ist (DIVI 2004). Interessanterweise konnten einige Untersuchungen aufzeigen, dass sich aus einer diagnostischen Maßnahme keine Änderung in der Therapie ergeben hat. Dabei gab es deutliche Unterschiede in Bezug auf die Untersuchung und die daraus resultierende Therapieänderung. Bei kraniellen Computertomographien gab es lediglich zu 25%, bei abdominellen zu 50% eine Änderung der Therapie. Bei der Behandlung und Therapie des akuten Lungenversagens ist häufig eine Bildgebung erforderlich, aus der in 70% der Fälle eine Therapieänderung resultierte (Wiese et al. 2008).

Die Indikationen für Intensivtransporte sind vielfältig. So kann ein Transport zur Diagnostik oder Intervention notwendig sein. Ebenso sind Verlegungen zwischen verschiedenen Intensiv- oder Intermediat Care Stationen, Transporte von der Intensivstation zum OP oder entgegengesetzt möglich. Auch die Verlegung von Patienten in ein anderes Patientenzimmer stellt die Pflegekraft im Alltag vor Herausforderungen.

Wichtig anzumerken ist, dass es den sog. »nichttransportfähigen Patienten« nicht gibt. (Poloczek u. Madler 2000) Oftmals wird ein risikoreicher Transport im klinischen Alltag mit dieser Begründung abgelehnt. Dabei ist jeder Transport unter den oben angegebenen Grundsätzen möglich. Sofern der Nutzen des Transports die Risiken überwiegt, kann der Transport durchgeführt werden. Hier liegt die Aufgabe der Pflegekraft darin, auch die Transportindikation zu hinterfragen oder die Bereitschaft zum Transport anzuzeigen. Der frühzeitige Kontakt mit den diagnostischen Stellen, wie z. B. der Radiologie kann jedoch helfen, aufzuzeigen, ob mit der gewünschten Untersuchung der entsprechende Befund erstellt werden kann, oder ob es Alternativen (z. B. Sonographie) gibt.

Auch wenn es den »nichttransportfähigen Patienten« nicht gibt, so sind doch einige Kontraindikationen zu nennen, wenn es sich nicht um einen Notfall handelt. Dazu gehört, dass während des Transports keine ausreichende Oxygenierung und/oder hämodynamische Stabilität gewährleistet sein kann. Ein nicht ausreichendes Monitoring sowie fehlende personelle Begleitung sind ebenfalls Kontraindikationen, welche zu beachten sind.

11.2 Vorbereitung des Intensivtransports

Die Vorbereitungen eines Transports fallen meist in den Aufgabenbereich des Pflegepersonals. Laut Literatur kommt es in ⅔ aller Fälle zu einer Komplikation während eines Transports, diese kann durch adäquate und gute Vorbereitung vermieden werden (Löw u. Jaschinski 2009). Die DIVI bestätigt diese These in ihren Empfehlungen (DIVI 2004):

» Das Risiko einer Verschlechterung des Krankheitsverlaufs und die Gefährdung des Patienten mit Erhöhung von Morbidität und Mortalität lässt sich durch sorgfältige Planung und Durchführung des Transports verringern.

Die Therapie und Überwachung des Patienten wird für den Transport nicht unterbrochen oder verringert. Wichtig ist die unterschiedlichen Vorbereitungen für die verschiedenen Untersuchungen oder Interventionen zu beachten.

11.2.1 Monitoring des Patienten

Das Monitoring des Patienten ist für einen Transport auf keinen Fall zu unterbrechen. Die Ableitung eines EKG und die Überwachung von SpO_2, Blutdruck- und Atmung (Atemfrequenz) sind obligat. Ein Transport rechtfertigt eher eine Erweiterung eines Monitorings. So ist die Überlegung anzustellen, ob eine arterielle Blutdrucküberwachung notwendig ist. Für einen Transport empfiehlt die DIVI eine endexpiratorischen CO_2-Überwachung bei beatmeten Patienten. Patienten mit Hirndrucküberwachung sind entsprechend der stationsinternen Vorgaben zu monitoren. Dies bedeutet je nach Bereich eine intermittierende oder kontinuierliche Überwachung des Hirndrucks während des Transports.

> ❯ Die kontinuierliche, endexpiratorische Messung des CO_2 ist Goldstandard in der Kontrolle der Tubuslage. Zudem erlaubt sie Aussagen über die Beatmungsqualität. Daher sollte sie zur routinemäßigen Standardausstattung auf IMC und Intensivstationen gehören.

Jeder Intensiv- oder Überwachungsbereich muss für sich eine Lösung bezüglich des verwendeten Transportmonitorings finden. Es besteht die Möglichkeit den Intensivmonitor über eine Transporthalterung zum Transport zu nutzen oder zusätzliche Transportmonitore anzuschaffen. Je nach verwendetem System unterscheiden sich dann die entsprechenden Vorbereitungen:

- Wird der vorhandene Patientenmonitor verwendet, empfiehlt es sich die Kabel zuerst in die entsprechende Richtung zu legen und bei Bedarf zu verlängern. Zur Erhöhung der Akkukapazität sollte der Monitor erst bei Transportbeginn von der Dockingstation auf die Transporthalterung umgesetzt werden.
- Werden Transportmonitore genutzt so muss die Überwachung entsprechend umgebaut werden. Hier ist darauf zu achten, die Zeit ohne Überwachung auf null zu reduzieren. Besonders bei instabilen Patienten ist darauf zu achten, dass z. B. 2 Sätze EKG-Elektroden genutzt werden, um eine überlappende Überwachung zu gewährleisten.

Besitzt der Monitor eine Speicherfunktion und überträgt die Daten der Überwachung während des Transports später in die Dokumentation wird keine schriftliche Dokumentation während des Transports benötigt. Ist dies nicht der Fall müssen die erhobenen Vitalparameter entsprechend dokumentiert werden.

11.2.2 Atmung bzw. Beatmung

Im Intensivbereich benötigen Patienten oftmals Unterstützung in der Atmung. Sei dies nun die einfache O_2-Gabe oder eine differenzierte Beatmung. Hier gilt es ebenfalls entsprechende Vorbereitungen zu treffen. Spontanatmende Patienten unter O_2-Gabe benötigen diesen auch während des Transports. Entsprechend sollte eine O_2-Flasche mit Flowmeter vorhanden sein und für den Transport genutzt werden. Es empfiehlt sich auch bei Patienten, welche keinen Sauerstoff benötigen eine solche während des Transports mitzuführen, falls es zu Komplikationen kommt, die eine kurzfristige Beatmung mittels Handbeatmungsbeutel erfordert.

Bei respiratorisch angestrengten Patienten wird im Intensivbereich oftmals eine High-flow-O_2-Therapie (z. B. Optiflow, Fisher & Paykel Healthcare) genutzt, um eine Intubation zu vermeiden. Diese Therapie kann ohne größeren logistischen Aufwand für einen Transport nicht genutzt werden. Somit muss bereits in der Planung des Transports überlegt werden, ob der Patient mit einer O_2-Maske und entsprechendem O_2-Gasfluss transportiert wird, während des Transports eine NIV-Beatmung durchgeführt wird oder eine Schutzintubation mit kontrollierter Beatmung notwendig ist.

Man sollte dazu auch die durchzuführende Untersuchung und die Patientensituation genau betrachten. Ein aspirationsgefährdeter Patient unter NIV über längere Zeit flach zu lagern, kann die Gefahr einer Aspiration deutlich erhöhen und somit zu Gefahren führen. Wird eine Schutzintubation erwogen sollte diese frühzeitig auf der Station erfolgen, um den Patienten danach stabilisieren zu können, bevor der Transport startet.

> ❯ Eine Schutzintubation unter kontrollierten Bedingungen auf der Intensivstation, ist in jedem Fall einer Notfallintubation in einem Untersuchungsraum (CT, MRT) mit teilweise fremdem Equipment und der ggf. räumlichen Enge vorzuziehen.

Grundsätzlich gibt es die Möglichkeit während des Transports mittels Transportrespiratoren oder Intensivrespiratoren zu beatmen. Der Unterschied zwischen den beiden Geräten liegt darin, dass sich Transportrespiratoren (z. B. Oxylog, Firma Dräger) in ihrer sehr kompakten Bauform leicht an Tragen oder dem Bett befestigen lassen. Intensivrespiratoren (z. B. Evita, Firma Dräger; SERVO-i, Firma Marquet) sind für den stationären Betrieb geeignet. Jedoch lässt sich auch ein Intensivrespirator auf einem Fahrgestell sowie mittels entsprechender Gasflaschen transportieren. Ein weiterer Unterschied besteht darin, dass Transportrespiratoren ihr Gasgemisch in der Regel aus O_2-Flasche und Umgebungsluft generieren. Intensivbeatmungsgeräte benötigen eine Sauerstoff- und Druckluftzufuhr. Weiterhin besteht die Möglichkeit in einem Transportgestell einen Intensivrespirator mit entsprechender Gasversorgung zu verbauen, um somit gleiche Gerätschaften vorzuhalten. Dies muss im jeweiligen Bereich organsiert und strukturiert werden.

Transportbeatmungsgeräte für den Intensivbereich müssen auf jeden Fall den Anforderungen der differenzierten Beatmung genügen. Die meisten Modelle sind ebenfalls für eine Verwendung in der NIV ausgelegt.

Bei der Vorbereitung ist es von besonderer Wichtigkeit nicht nur auf die Akkukapazität zu achten bzw. diese zu kontrollieren sondern v. a. auch die benötigte Gasmenge entsprechend zu berechnen und zu planen. Der Sauerstoffvorrat sollte die Versorgung des Patienten mindestens 30 Minuten über den geplanten Transportzeitraum sicherstellen (Löw u. Jaschinski 2009). Zu beachten ist, dass Transportrespiratoren durchschnittlich 1 l/min Sauerstoff als Betriebsgas verwenden! Dies ist insbesondere bei älteren Geräten notwendig (Wilhelm 2013). Daher sollte auf jeden Fall immer eine Sicherheitsreserve von ca. 30 bar in der Flasche vorgehalten werden.

Praxistipp

Berechnung des Gasverbrauchs

$$\text{Betriebszeit der Beatmung (min)} = \frac{\text{Gasvorrat }(L)}{\text{Gasbedarf}\frac{l}{\text{min}}}$$

Gasvorrat (l) = Flascheninhalt (l) × (Flaschendruck – 30 bar Restdruck)

Sauerstoffbedarf (l/min) = (AMV + ggf. 1 l/min) × O_2-Konzentration (FiO_2)

Wird für den Transport ein Intensivrespirator mit Druckluft- und O_2-Flasche genutzt, so muss diese Berechnung für beide Gasflaschen durchgeführt werden.

Muss der Patient während der Intervention weiterhin über einen Transportrespirator beatmet werden, so sollte bereits im Voraus bekannt sein, ob in den entsprechenden Räumen Gasanschlüsse vorhanden sind, um den Respirator unabhängig von seiner Transportkapazität zu nutzen. Dabei ist darauf zu achten, die Gasflasche nach dem Umstecken an die zentrale Gasversorgung zu schließen, um Druckverluste durch minimale Undichtigkeiten zu verhindern. Vor erneutem Umstecken ist die Gasflasche komplett zu öffnen. In vielen Kliniken besteht insbesondere in Interventionsräumen (z .B. Angiographie) die Möglichkeit eine Beatmung über ein Narkosegerät durchzuführen. Hierzu ist eine MPG-Einweisung notwendig.

Zu Beginn des Transports sollte aus Sicherheitsgründen das FiO_2 auf 1,0 eingestellt werden. Dies schafft zusätzliche Reserven für den Fall eines Atemwegverlusts. Ist der Transport oder die Intervention nur von kurzer Dauer, so kann der Patient über den kompletten Zeitraum mit reinem Sauerstoff beatmet werden. Dies ist jedoch in der Berechnung des Gasverbrauchs mit einzuplanen. Dauert der Transport oder die Intervention länger, sollte das FiO_2 patientenadaptiert eingestellt werden und regelmäßige BGA-Kontrollen erfolgen.

> ❱ Für den Fall eines Respiratorausfalles oder Atemwegsverlustes muss immer ein Handbeatmungsbeutel mit Reservoir, PEEP-Ventil und Beatmungsmaske mitgeführt werden!

11.2.3 Medikamentöse Therapie

Patienten auf der Intensivstation benötigen in aller Regel verschiedenste intravenöse Medikamente zur Behandlung und Therapie. Insbesondere Medikamente zur Analgosedierung oder Katecholamine werden häufig verabreicht. Diese Therapie muss während des Transports fortgeführt werden. Weniger dringend benötigte Medikamente wie z. B. Elektrolyte, Gerinnungshemmer, parenterale Ernährung, o. ä. sollten während des Transports pausiert werden und auf Station verbleiben.

> ❱ Bei der Unterbrechung der enteralen oder parenteralen Ernährung ist auch die Insulinzufuhr entsprechend zu reduzieren bzw. unterbrechen und durch Blutzuckerkontrollen zu überwachen.

Es ist in der Vorbereitung die Aufgabe der Pflegekraft mit dem transportbegleitenden Arzt abzusprechen, welche Medikamente kontinuierlich oder als Bolusgaben verabreicht werden und welche auf Station bleiben. Es sollten grundsätzlich nur Medikamente mitgenommen werden, wenn dies für die Patientensicherheit erforderlich ist. Zu viele Medikamente können zu einer Unübersichtlichkeit führen.

Kreislaufwirksame Medikamente sollten der Patientensicherheit und -stabilität geschuldet grundsätzlich kontinuierlich verabreicht werden. Auf Intensivstationen gibt es meist verschiedene Arten der Verabreichung von Katecholaminen, entweder mit einer Einschwemminfusion oder ohne. Auf jeden Fall sollte die gegebene Verabreichungsart auch während des Transports weitergeführt werden. Wird bei Katecholaminen eine Einschwemmung genutzt, darf diese auf keinen Fall freilaufend sein, um Bolusgaben zu vermeiden. Katecholaminleitungen und Perfusoren müssen für alle kenntlich gemacht werden.

Medikamente zur Analgosedierung können meistens unkompliziert als Bolusgaben verabreicht werden. Hier sollte jedoch auch im therapeutischen Team besprochen werden, wie lange die Intervention oder der Transport dauert und ob jederzeit ein Zugang zum Patienten gewährleistet ist, um eine entsprechende Medikamentengabe durchzuführen. Teilweise wird eine kontinuierliche Verabreichung von Sedativa und Analgetika benötigt.

Entsprechend der Absprache müssen Infusions- und Spritzenpumpen für den Transport in eine entsprechende Transporthalterung eingesetzt werden, um diese sicher und zuverlässig transportieren zu können. Aus Sicherheitsgründen empfiehlt es sich eine entsprechende Stromversorgung für diese Geräte vorzuhalten.

Perfusorspritzen sollten vor einem Transport neu aufgezogen werden, wenn die Transportdauer unklar ist oder sie während des Transports leerlaufen. Medikamente, welche auf Station verbleiben, sind unter den geltenden hygienischen Richtlinien abzustöpseln und entsprechend zu verschließen.

Um Bolus- oder Notfallmedikamente verabreichen zu können, muss eine freilaufende Infusion mit entsprechender Zuspritzmöglichkeit angeschlossen werden. Es empfiehlt sich diesbezüglich eine Vollelektrolytlösung zu verwenden, da diese mit den meisten Medikamenten kompatibel ist. Die Bolusmedikamente sind nach Stationsstandard aufzuziehen und nach den geltenden Verordnungen kenntlich zu machen. Hier empfehlen sich die Beschriftungsstandards der DIVI 2012/2014! Vor Transportbeginn sollten diese dem Transportarzt gezeigt werden, damit er in Kenntnis über die vorhandenen Medikamente gesetzt ist und evtl. noch weitere Medikamente anfordern kann.

Praxistipp

Es sind folgende Notfallmedikamente für einen Transport mitzuführen:
- Norepinephrin 1 mg in der Verdünnung 1:10 und 1:100,
- Epinephrin 1 mg in der Verdünnung 1:10 und 1:100,
- ggf. Nitro 1:10, Atropin 1 mg, Akrinor,
- ggf. NaCl 0,9% 2×20 ml aufgezogen zum Einschwemmen.

11.2.4 Drainagen und Zugänge

Intensivpatienten sind oftmals mit mehreren Zugängen ausgestattet. Dies wird sowohl für die medikamentöse Therapie sowie für die Überwachung benötigt. Für einen Transport sollten diese Zugänge auf Anzahl und Funktion vorher überprüft werden. Eine ausreichende Zahl sicherer venöser oder zentralvenöser Zugänge sollte vorhanden sein (DIVI 2004). Die Anlage einer arteriellen Drucküberwachung wie in ▶ Abschn. 11.2.1 beschrieben, sollte großzügig gestellt werden. Die entsprechenden Zugänge sind sorgfältig gegen Dislokation oder Abriss zu sichern. Dies bedeutet ggf. das Annähen oder Zügeln mittels Pflaster.

Auch Drainagen sind entsprechend zu sichern. Besonderes Augenmerk sollte auf Hirndruckdrainagen gelegt werden. Eine sichere Befestigung auf vorgegebenen Niveau (Foramen

Monroi) muss auf jeden Fall sichergestellt werden. Der Transport sollte aus Sicherheitsgründen mit abgeklemmter Drainage erfolgen, dies erfordert jedoch auch eine permanente Überwachung und Ableitung des Hirndrucks. Bei Anstieg dessen ist die Drainage unter kontrollieren Bedingungen zu öffnen. Auf jeden Fall muss vermieden werden, dass unkontrolliert und unbemerkt Liquor abfließen kann.

Aspirationsgefährdete Patienten benötigen ggf. vor Transport und Intervention die Anlage einer Magensonde um den Gastrointestinaltrakt zu entlasten. Es kann ebenso eine Blasenkatheteranlage indiziert sein. Hämatothoraces oder Pneumothoraces sollten ebenfalls mittels einer Drainage vor Beginn des Transports entlastet werden. Dabei ist ein Mehrkammersystem zu nutzen, um einen Druckverlust zu vermeiden.

11.2.5 Transportrucksack oder Transportkoffer und weiteres Equipment

Da es während eines Transports regelhaft zu Veränderungen der Patientensituation oder zu Notfällen kommen kann, ist ein Transportkoffer oder -rucksack auf dem Transport mitzuführen. In diesem sollten nach Möglichkeit Materialien und Medikamente vorhanden sein, um auf Veränderungen des Patienten reagieren zu können.

> **Sinnvolle Materialien für einen Transportrucksack/-koffer**
> — **Atmung und Beatmung:** Beatmungsbeutel, Beatmungsmasken (verschiedene Größen), O_2-Maske, Wendel- und Guedel-Tuben, Trachealkanülen, Tracheaspreizer

- **Intubation:** Endotrachealtuben (verschiedene Größen), Larynxmaske, Führungsstab, Magill-Zange, Laryngoskop (verschiedene Spatel), Befestigungsmaterial, Blockerspritze
- **Infusionsmanagement:** Infusionen, Infusionsbestecke, 3-Wege-Hähne, Verweilkanülen und -pflaster, Entnahmespike, Kanülen, Spritzen (verschiedene Größen)
- Medikamente verschiedener Art

Sowohl die Pflegekraft, als auch der begleitende Arzt muss mit dem Inhalt und der Bestückung des Transportrucksacks oder Koffers vertraut sein. Oftmals liegen die Kontrolle und das Auffüllen des Rucksacks/Koffers im Aufgabenbereich der Pflege. Dies ist jedoch im entsprechenden Bereich zu definieren. Sollte es auf Station keinen festgelegten Überprüfungsrhythmus für den Transportkoffer geben (z. B. 1-mal wöchentlich im Nachtdienst), so ist dieser vor Transportbeginn zu kontrollieren. Es erfolgt grundsätzlich kein Transport ohne Kontrolle und Vorhandensein des Equipments!

Sollte der Patient unter Herzrhythmusstörungen leiden, empfiehlt es sich, je nach Schwere der Erkrankung noch einen Defibrillator mit Schrittmacherfunktion während des Transports mitzuführen.

11.2.6 Befestigung des Materials

Für den Intensivtransport ist wie bereits vorgehend beschrieben, einiges an Material und Technik mitzuführen. Da dieses in keinem Fall auf dem Patienten oder irgendwo im Bett gelagert werden darf, gibt es verschiedene Möglichkeiten dieses zu befestigen. Dabei sind die räumlichen und strukturellen Bedingungen der Station bzw. der Klinik zu beachten.

Es gibt die Möglichkeit einerseits die Materialien am Bett zu befestigen. Für Monitore gibt es entsprechende Transporthalterungen, auch die Transportrespiratoren haben in der Regel eine entsprechende Befestigungseinheit. Infusions- und Spritzenpumpen können mittels Transportbox ebenfalls am Bett oder an einer entsprechenden Infusionsstange befestigt werden.

Alternativ bietet die Industrie mittlerweile Transporthalterungen bzw. Transportwägen, auf denen schon im Vorfeld alle benötigten Teile entsprechend verbaut werden können. Dies kann z. B. auch ein separater Monitor, ein Transportrespirator, Gasflaschen, Transportrucksack bzw. -koffer und Halterungen für Infusions- und Spritzenpumpen sein. Der Aufbau der Transportwägen ist meist individuell zusammenstellbar. Das entsprechende System kann dann entweder am Fuß- oder Kopfende an das Bett angedockt werden oder frei geschoben werden. Durch eine sinnvolle Anordnung und Konstruktion kann ein Kabeldurcheinander weitgehend vermieden werden. Die Nachteile des Systems bestehen darin, dass sich die Länge des Bettes vergrößert. Dies muss bei Nutzung von Aufzügen bedacht werden. Weiterhin sind die Kosten mit ca. 2.500 € je nach Hersteller und System hoch. Sie dürften sich aber schnell relativieren, wenn man die Folgekosten etwaiger Komplikationen, die durch ein schlechtes Gerätehandling entstehen können, gegenrechnet. Die entsprechend benötigten Geräte müssen ebenfalls auf das System verbaut werden und stehen dann nicht mehr unmittelbar zur Verfügung. Jede Klinik und jeder Bereich muss seine Vorgehensweise und die Möglichkeiten zur Befestigung des Materials entsprechend definieren.

11.3 Transportorganisation

Die Organisation eines Transports kann in 2 Bereiche unterteilt werden. Dazu gehören die organisatorischen und medizinischen Maßnahmen (Löw u. Jaschinski 2009). Die Zusammenarbeit von pflegerischem und ärztlichem Personal spielt hierbei eine große Rolle.

Zu den organisatorischen Maßnahmen zählen Maßnahmen, welche nicht direkt patientenbezogen sind, nämlich die räumliche und zeitliche Terminierung der Untersuchung oder Intervention, die Absprache mit dem Pflege- und Funktionspersonal, die Kalkulation des zeitlichen Vorlaufs, die Bereitstellung einer Transporteinheit, Überprüfung der Gerätschaften, Sicherstellung der Versorgung der Patienten auf der Intensivstation sowie die Bereitstellung der Medikamente für den Transport. Bei näherer Betrachtung kann feststellt werden, dass eine enge Zusammenarbeit zwischen Arzt und Pflegekraft für die organisatorischen Maßnahmen notwendig ist. Es sollte in den entsprechenden Bereichen die Zuständigkeiten für diese Maßnahmen klar geregelt und kommuniziert werden. Nur so ist sichergestellt, dass alle Punkte abgearbeitet werden und es gleichzeitig nicht zu doppelter Arbeit kommt.

Die medizinischen Maßnahmen zeichnen sich dadurch aus, dass sie den Patienten direkt betreffen. Dazu zählen die Bestandsaufnahme von Organfunktionsstörungen, Entscheidung der Fortführung der medikamentösen Therapie, Sicherung von Atemweg, intravenösen und arteriellen Zugängen, Einplanen von Organersatzverfahrenspausen, Anpassen der Ernährungsdosis sowie eine rechtzeitige Applikation von Kontrastmitteln. Diese Maßnahmen müssen ebenfalls im therapeutischen Team besprochen und durchgeführt werden. Für die Gabe von Medikamenten ist zwingend eine (schriftliche) ärztliche Anordnung notwendig. Ebenso hat der Arzt die Entscheidung zu treffen, welche Medikamente für einen Transport kontinuierlich verabreicht werden sollen und welche als Bolusgaben mitgeführt werden.

> **❯ Checklisten können die Vorbereitung eines Transports erleichtern und Fehler minimieren!**

11.3.1 **Patientenversorgung sicherstellen**

Bevor der Transport starten kann, ist dafür Sorge zu tragen, dass die weitere Patientenversorgung auf der IMC oder Intensivstation sichergestellt ist. Dies kann insbesondere dann zu Problemen führen, wenn mehrere Patienten zeitgleich zu verschiedenen Untersuchungen müssen. Für den pflegerischen Bereich bedeutet dies, sich entweder bei der jeweiligen Schichtleitung oder dem Nachbarzimmer abzumelden. Hier muss im jeweiligen Bereich vorher festgelegt werden, wer für die weitere Patientenversorgung zuständig ist. Gleiches gilt aber auch uneingeschränkt für den ärztlichen Bereich, der die Patientenversorgung sicherstellen muss.

Die Beschreibungen der DIVI zum innerklinischen Intensivtransport beschreiben, dass es oberste Maxime sein sollte, den Behandlungsstandard der Intensivstation aufrechtzuerhalten (DIVI 2004). Dies könnte zur Behauptung führen, dass auch die Pflegekraft zum Behandlungsstandard der Intensivstation gehört. Auch diese Vorgehensweise, dass die Pflegekraft während des Transports und der Intervention weiterhin beim Patienten verbleibt, muss entsprechend der Vorgaben der Klinik oder Station definiert und festgelegt werden. Die Vorteile liegen v. a. darin, dass Übergaben entfallen, der ärztliche Dienst und die Kollegen in der Intervention entlastet werden und der Patient eine weiterhin feste Kontaktperson hat. Jedoch müssen dann über den kompletten Zeitraum die Patienten auf der ICU durch eine andere Pflegekraft betreut werden.

Gängige Praxis ist es, dass die Pflegekraft während des eigentlichen Transports anwesend ist, der Patient dann in Diagnostik und Intervention gelagert wird und die Pflegekraft danach, sofern der entsprechende Eingriff länger dauert, wieder auf die Station zurückkehrt. Sobald die Untersuchung durchgeführt ist, wird die betreuende Pflegekraft erneut informiert und begibt sich wieder zur Umlagerung und zum Rücktransport des Patienten.

Eine Alternative, um sowohl eine permanente Betreuung des Patienten während des Transports und auch die Versorgung der verbliebenen Patienten auf der Intensivstation sicherstellen zu können, sind innerklinische Intensivtransportdienste.

11.3.2 Innerklinische Intensivtransportdienste

Innerklinische Intensivtransportdienste führen den Intensivtransport in den Kliniken durch. Es gibt verschiedene Möglichkeiten, solche Transportdienste zu besetzen oder zu organisieren. Dies kann z. B. durch Mitarbeiter der Anästhesie erfolgen, die während der Operation abkömmlich sind und dann Transporte der Intensivstation durchführen.

In der Universitätsklinik Regensburg, welche 83 Intensivbetten unterhält, gibt es ebenfalls einen innerklinischen Intensivtransportdienst. Dieser besteht aus mehreren Mitarbeitern, welche nur für Transporte zuständig sind. Nach Anmeldung eines Transports bringen diese Kollegen das notwendige Equipment wie Transportmonitor, Respirator, Transportutensilien etc. zur Station, bereiten den Patienten für den Transport vor, begleiten diesen und bringen ihn nach Intervention oder Diagnostik wieder zurück auf Station und schließen ihn wieder an das Monitor-, Beatmungs- und Infusionsmanagementsystem der Station an. Die Mitarbeiten im Transportdienst sind entsprechend qualifiziert und haben eine langjährige Intensiverfahrung vorzuweisen. Transportiert werden alle Patienten, die einer Untersuchung oder Intervention bedürfen, auch Patienten mit extrakorporalen Devices wie einer intraaortalen Ballonpumpe (IAPB), extrakorporalen Membranoxygenierung (ECMO) oder pumpenlosen extrakorporalen Lungenunterstützung (PEC-LA). In besonderen Situationen wird der Transport dann auch noch durch die Kardiotechnik durchgeführt.

… Hoffentlich schaffe ich das …

Herr Conrad liegt nach einer großen vizeralchirurgischen Operation auf der Intensivstation. Er benötigt eine invasive Beatmung sowie eine hochdosierte Katecholamintherapie aufgrund einer abdominellen Sepsis. Heute soll er zur Fokussuche in die Computertomographie verbracht werden. Das Zimmer wird von der Pflegekraft Herrn Benjamin, mit einem Jahr Berufserfahrung, betreut, welcher bereits zu Beginn der Schicht aufgrund des bevorstehenden Transports sehr nervös ist. Zum Glück gibt es in der Klinik einen Intensivtransportdienst. Das CT ist für 10:30 Uhr angesetzt. Bereits um 09:30 Uhr kommt ein Mitarbeiter des Transportdienstes auf Station. Er weiß, dass Herr Benjamin sehr unerfahren ist und nur wenige Transporte bisher begleitet hat. Er nimmt sich die Zeit und führt die Transportvorbereitung mit Herrn Benjamin zusammen durch und erklärt ihm die wichtigen Schritte und Maßnahmen. Auch während des Transports kann Herr Benjamin anwesend sein, die Schichtleitung übernimmt währenddessen sein Zimmer. Der Transport läuft ohne Probleme und Herr Benjamin ist anschließend sichtlich stolz, zusammen mit dem Transportdienst einen solchen Transport durchgeführt und viel gelernt zu haben.

Vorteile von den Intensivtransportdiensten sind v. a., dass sehr erfahrenes Personal den Transport durchführt, was die Gefahr von Komplikationen vermeiden oder verringern kann. Ebenso wird die personelle Besetzung Intensivstation nicht geschwächt und die Patientenversorgung ist sichergestellt. Ein weiterer Vorteil ist die Tatsache, dass die Mitarbeiter im Transportdienst auch Kenntnis über die Vorbereitungen bei speziellen Untersuchungen (z. B. MRT, PET-CT) haben, welche nicht alltäglich sind. Sollten mehrere Transporte gleichzeitig stattfinden, welche nicht durch den Transportdienst abgearbeitet werden können, so wird anhand eine Punktesystems entschieden, welcher der aufwändigste und risikoreichste Transport ist. Dieser wird durch den Transportdienst durchgeführt (Lux 2014).

Ein Transportdienst bringt jedoch nicht nur Vorteile. So muss beachtet werden, dass er oftmals nur in der Regelarbeitszeit vorhanden ist. Außerhalb dieser Zeit müssen anfallende Transporte durch das Stationsteam durchgeführt werden. Die fehlende Routine kann hier wiederrum zu Fehlern oder Komplikationen führen. An den Transportdienst muss vor Beginn eines Transports eine entsprechende Übergabe stattfinden, ebenso nach Beendigung des Transports vom Transportdienst an die zuständige Pflegekraft. Hier besteht die Gefahr des Informationsverlusts.

Kritisch hingegen sollte ein innerklinisches Transportteam ausschließlich bestehend aus Rettungsdienstpersonal gesehen werden. Die Ausbildung dieser Personen ist auch nach der Schaffung des neuen Berufsbildes Notfallsanitäter keinesfalls für den Transport eines hochkomplexen Intensivpatienten ausreichend. Im Sinne einer ökonomischen Personalkalkulation, können Mitarbeiter des Rettungsdiensts ein Transportteam sinnvoll ergänzen.

> **Innerklinische Intensivtransportdienste können Komplikationen und Risiken eines Transports verringern, haben jedoch auch Nachteile, welche zu beachten sind!**

11.4   Direkte Transportvorbereitung

Als erster und wichtigster Punkt der Transportvorbereitung ist auf jeden Fall die Information an den Patienten zu nennen. Der Patient ist grundsätzlich über einen Transport frühzeitig und umfassend (Indikation, Dauer, Besonderheiten) zu informieren. Dabei müssen auch analgosedierte Patienten entsprechend in Kenntnis gesetzt werden. Die Indikation zu einer medikamentöse Anxiolyse für den Transport ist großzügig zu stellen. Ebenso ist eine Sedierung eines Patienten für einen Transport zu erhöhen, um Komplikationen wie Husten mit Sekretverlegung zu vermeiden (Löw u. Jaschinski 2009).

Für den Transport müssen die entsprechenden Materialien von der Intensivstation entweder auf die oben beschriebenen Transportsysteme oder in Transporthalterungen umgebaut werden. Hierbei empfiehlt es sich aus organisatorischen und sicherheitsrelevanten Gründen dies systematisch durchzuführen. Um Akkukapazitäten zu sparen, sollte das Umstecken auf die Transporthalterungen erst ganz zum Schluss durchgeführt werden. Jedoch ist es ratsam bereits frühzeitig die Kabel und Leitungen entsprechend ihrem späteren Bestimmungsort zu sortieren und in die richtige Richtung zu legen (◘ Abb. 11.1). Die Geräte an sich müssen dann später erst aus der Halterung umgebaut werden. Besonders zu Beginn einer Tätigkeit auf Intensivstation bedeutet eine Transportvor- und -nachbereitung einen hohen Arbeitsaufwand für Pflegekräfte. Es ist daher ratsam in der Einarbeitung einen Schwerpunkt auf Transportvorbereitung, -durchführung und -nachbereitung zu legen. Ebenfalls sollte später diese Tätigkeiten nicht alleine, sondern unter Mithilfe eines erfahrenen Kollegen durchgeführt werden. Dies erhöht deutlich die Patientensicherheit und auch das Lernerlebnis des neueren Kollegen.

Prinzipiell ist es sinnvoll, eine standardisierte Vorgehensweise durchzuführen. Dies beutet z. B., dass Monitor-

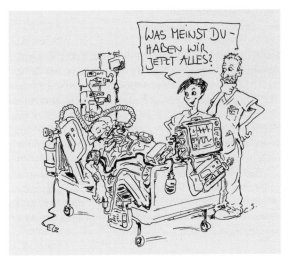

🔲 **Abb. 11.1** Wo ist der Patient

kabel grundsätzlich zum Fußende des Bettes gelegt werden
und der Monitor ans Fußende angedockt wird. Dabei werden alle Monitorkabel auch auf der entsprechenden Patientenseite geführt. Für Perfusoren und Infusomaten wird entsprechend die andere Patientenseite genutzt und auch dort
die Halterung am Fußende angebracht. Die Beatmung kann
wahlweise am Kopfende (dadurch mehr Schlauchreserve)
oder am Fußende mittig angebracht werden. Sind alle Kabel
und Leitungen entsprechend vorsortiert müssen zu Transportbeginn die entsprechenden Geräte einfach nur in die
Transporthalterung umgesteckt werden. Dazu empfiehlt
sich ebenfalls eine Reihenfolge zu definieren. Wir, die Autoren, bevorzugen folgende Reihenfolge:

— zuerst Medikamente in Form von Perfusoren und Infusomaten umzustecken, danach

- das Monitoring und
- zum Schluss die Beatmung.

Dabei ist jedoch drauf zu achten, dass es nach Umhängen der Beatmung eine Auskultation stattfinden muss und der Patient noch wenige Minuten kontrolliert werden sollte, bevor der Transport startet, ob die Beatmung entsprechend funktioniert. Es empfiehlt sich evtl. noch eine Blutgasanalyse durchzuführen. Es muss beachtet werden, dass die Druckverhältnisse von Intensivrespirator und Transportrespirator nicht 1:1 übernommen werden können.

Für eine gewissenhafte Vorbereitung des Transports sollte man insbesondere bei unerfahrenen Kollegen mit ca. 30–45 min Vorlaufzeit rechnen. Es ist von daher wichtig, den geplanten Transportbeginn rechtzeitig mit allen Beteiligten abzusprechen.

11.4.1 **Patientenvorbereitung**

Für einen Transport muss wie bereits beschrieben der Patient umfassend informiert worden sein. Teilweise ist eine Anxiolyse, Analgosedierung oder auch eine Intubation für den Transport notwendig. Dies sollte frühzeitig in der Vorbereitung auf den Transport entsprechend geklärt und eingeleitet werden.

▪ Lagerung

Für den eigentlichen Transport sowie die meisten Untersuchungen und Interventionen ist eine Rückenlagerung vorteilhaft. Im Bett befindet sich dadurch kein Lagerungsmaterial und der Zugang zum Patienten ist von beiden Seiten gut möglich. Ebenso ist die Übersicht über Drainagen und Zugänge besser. Handelt es sich um eine längere Intervention oder Untersuchung, so ist vor dem Transport nach Möglichkeit eine Seitenlagerung durchzuführen, damit es zu keinen Dekubitalulzerationen durch eine längerfristige Rückenlage kommt. Liegt der Patient auf einer Wechseldruckmatratze, so ist zu kontrollieren, ob diese den Druck hält oder sich bei Abschalten des Aggregats entleert. Während des Transports ist eine Oberkörperhochlagerung durchzuführen, um die Gefahr von Aspiration, Regurgitation und einer ventilatorassoziierten Pneumonie (VAP) zu verringern. Gründliches Absaugen des Nasen-Rachen-Raums sowie des Mundes sollte zur VAP-Prophylaxe auch vor dem Transport durchgeführt werden.

Sollten polytraumatisierte Patienten transportiert werden und ist das Verletzungsmuster von HWS und restlicher Wirbelsäule nicht genau bekannt, sollte bis zur Freigabe dieser der Patient immobilisiert werden (z. B. mittels Vakuummatratze, Spineboard, KED-System, Stiffneck).

▪ Magensonde

Vor einem Transport sollte je nach Bedarf eine Magensonde angelegt werden, um den GI-Trakt zu entlasten. Ist eine Magensonde bereits eingelegt, sollte diese bei hohem Reflux vor Transportbeginn nochmals aktiv abgesaugt werden und unter Ablauf in einen Sekretbeutel während dem Transport offen gehalten werden. Dies kann zur Verminderung einer Aspirationsgefahr beitragen. Ein evtl. notwendiges Kontrastmittel sollte rechtzeitig vor Transportbeginn nach ärztlicher Anordnung appliziert werden.

▪ Hämodynamische Stabilität

Der Patient sollte außer in Notfallsituation vor dem Transport hämodynamisch so stabil (ggf. unter kontinuierlicher Katecholamingabe) wie möglich sein. Es ist nicht vorteilhaft, permanent eine Bolusgabe von kreislaufwirksamen Substanzen während des Transports verabreichen zu müssen, wenn der Patient instabil ist. Eine vorsichtige Volumengabe kann insbesondere bei septischen Patienten einer umlagerungsbedingten Hypotonie vorbeugen. Dies sollte jedoch im Konsens mit dem betreuenden Arzt vorher unbedingt abgesprochen werden. Während des Transports und während des Umlagerns muss mit Hypotonien gerechnet werden. Aus diesem Grund ist auch eine genaue Kontrolle der Katecholaminzufuhr wichtig, damit es nicht während Lagerungsmaßnahmen zu einem Verlust der Zufuhr durch Abriss oder Abknicken von Infusionsleitungen kommt.

- **Atmung bzw. Beatmung**

Beatmete Patienten sollten vor Transportbeginn endotracheal abgesaugt werden, um Sekretverlegungen zu vermeiden. Absaugeinrichtungen sind grundsätzlich auf jedem Transport mitzuführen. Auch nicht beatmete Patienten mit Sekretproblematik sollten vor dem Transport naso- oder orotracheal abgesaugt werden.

- **Unterlagen und Übergabe**

Wird der Transport durch einen Transportdienst oder anderweitiges Personal durchgeführt, ist es essenziell bei Transporten zu Interventionen oder Operationen die Unterlagen des Patienten sowie einen Ausdruck bzw. eine Kopie der Patientenkurve mitzugeben. Transportiert das eigene Stationsteam den Patienten und werden keine Laborparameter o. ä. benötigt oder können vor Ort im Computersystem eingesehen werden, wird meist nur ein Transportprotokoll benötigt, in welches Vitalparameter eingetragen werden können, sofern der Monitor keine Speicherfunktion hat. Alle Unterlagen müssen vor Transportbeginn vollständig sein und es muss eine Übergabe zwischen dem Transportteam und dem Stationsteam erfolgen. Bevor der Transport startet, ist es zwingend erforderlich, sich bei der Schichtleitung oder im Nachbarzimmer abzumelden, damit die Kollegen auf die übrig gebliebenen Patienten achten. Dabei nicht vergessen, kurz wichtige, neue Aspekte hinsichtlich des Patientenzustands mitzuteilen.

Auch wenn der Transport durch die zuständige Pflegekraft begleitet wird, empfiehlt es sich, vor Transportbeginn mit dem Arzt nochmals alle wichtigen Daten durchzugehen:

- Name, Alter, Erkrankung des Patienten,
- Transportindikation,
- Transportziel,
- Transportdauer,
- kontinuierliche Medikamente,
- Bolusmedikamente,
- Beatmungseinstellungen, O_2-Bedarf, O_2-Vorrat,
- Lagerung,
- Fixierung von Drainagen, Zugängen, etc.

11.5 Spezielle Untersuchungen

Soll der Patient einer speziellen Untersuchung, wie z. B. einem MRT zugeführt werden, müssen die besonderen Vorbereitungen für diese Art der Untersuchung durchgeführt werden. Für das MRT würde dies z. B. bedeuten, dass ein anderes Monitoring sowie ein anderes Beatmungsgerät verwendet werden muss. Ebenfalls müssen Blasenkatheter mit Temperaturmessung vorher gewechselt werden. Nähere Informationen zu speziellen Untersuchungen und deren Vorbereitung sind in den jeweiligen Kapiteln zu finden.

> ❯ Genügend Zeit für die sorgfältige Vorbereitung des Patienten einplanen und die Anforderungen bei speziellen Untersuchungen kennen bzw. erfragen!

11.5.1 Transportdurchführung
zur Diagnostik bzw. Intervention

Bevor der Transport starten kann, sollte eine Rücksprache mit der Diagnostik bzw. Intervention durchgeführt werden. Nur so kann sichergestellt werden, dass die entsprechende Räumlichkeit und das dortige Personal tatsächlich bereit ist, um die Übernahme des Patienten zu gewährleisten.

In manchen Kliniken wird bei Transporten in den OP der Patient von der IMC oder ICU vom Anästhesisten und der Anästhesiepflege abgeholt und in den OP verbracht. Diese sind dann natürlich auch entsprechend zu informieren.

Wird der Transport durch die betreuende Pflegekraft begleitet, ist die Sicherstellung der weiteren Versorgung der Patienten einzuleiten.

Für den Transportweg sollte der Weg gewählt werden, welcher am sichersten und am kürzesten ist. Bei der Wegwahl muss auf mehrere Faktoren geachtet werden. So müssen Aufzüge ausreichend dimensioniert werden und die Intimsphäre des Patienten gewahrt bleiben. Es bleibt in Frage zu stellen ob durch den Besucheraufzug, welcher vielleicht am größten ist, ein Patiententransport während der Besuchszeit durchgeführt werden sollte, oder ob in einem solchen Fall nicht ein anderer Weg gewählt werden kann. Um die Patientensicherheit zu erhöhen, ist es wichtig, Rückfallebenen zu haben und seine Transportstrecke zu kennen. So kann im Notfall die Kenntnis über Anschlüsse an die zentrale Gasversorgung oder an Strom wichtig sein, sollte es zu einer Komplikation kommen.

Die personelle Begleitung stellt im innerklinischen Intensivtransport eine wichtige Komponente zur Patientensicherheit dar. Die Literatur beschreibt diesbezüglich, dass der Intensivtransport durch eine intensivmedizinisch erfahrenen und in der Transportbegleitung trainierten Arzt und einer intensivmedizinisch erfahrenen Pflegekraft durchzuführen ist (DIVI 2004). Ebenfalls sollten für den Transport noch Bettenfahrer vorhanden sein, sodass sich Pflegekraft und Arzt auf die Betreuung des Patienten konzentrieren können. Transporte mit sehr hohem Risiko (z. B. hoch dosierte Katecholamintherapie, invasive Beatmung, instabiler Patient) sollten nach Möglichkeit sogar mit 2 oder mehr Pflegepersonen und einem Arzt begleitet werden. Sollte es zu Komplikationen während des Transports kommen, ist durch eine solche Personalbesetzung eine Behandlung bis hin zur Reanimation besser durchzuführen.

Um Komplikationen oder Patientenverschlechterungen frühzeitig zu erkennen, muss sich der Monitor immer im Blickfeld eines Teammitglieds befinden, damit die Vitalparameter visuell überwacht werden können. Durch die Transportbedingungen kann es zu Artefakten und Fehlalarmen kommen, um diese verifizieren zu können, ist eine permanente Aufmerksamkeit notwendig. Die Transportdauer sollte so kurz wie möglich gehalten, Hektik und Stress jedoch vermieden werden. Dem Patienten muss während des Transports immer Ruhe und Sicherheit vermittelt werden, auch wenn er augenscheinlich gut sediert ist.

Wenn man am Ziel eingetroffen ist, ist es wichtig für Ordnung und Sicherheit zu sorgen. Trotz allem Zeitdruck sollten man diese Tätigkeiten gewissenhaft durchführen. Zuerst sollte nach Möglichkeit der Respirator an die zentrale Gasversorgung angeschlossen werden. Ist dies erfolgt, sollte man ggf. die Gasflasche verschließen, damit es nicht zu Druckverlusten durch minimale Undichtigkeiten kommt. Je nach Örtlichkeit ist evtl. Möglichkeit gegeben, die Beatmung über ein Narkosegerät (z. B. Dräger Primus) durchzuführen. Hierbei ist jedoch zu beachten, dass für die Bedienung des Geräts die notwendige Einweisung nach MPG vorhanden sein muss und das Gerät betriebsbereit sein muss. Ob und in welchem Umfang diese Geräte genutzt werden können, muss klinikintern geklärt sein. Besteht die Möglichkeit den

Monitor auf eine Docking-Station zu setzen, sollte man dies tun, um Akkukapazitäten zu sparen. Auch Infusomaten oder Perfusoren sollten an einen stabilen und sicheren Platz gestellt werden, damit diese während des Umlagerns nicht umkippen oder herunterfallen können. Nach Umlagerung oder bereits davor kann erwogen werden, die Spritzen- und Infusionspumpen, Respirator und Monitor auch an eine externe Stromversorgung anzuschließen. Eine sorgfältige Ordnung von Kabeln und Zugängen ist in dieser Phase obligat.

Sobald alle Kabel, Drainagen und Zugänge entsprechend geordnet sind, kann mit der Umlagerung begonnen werden. Der Arzt sollte grundsätzlich den Platz am Kopfende einnehmen und den Atemweg sichern. Meist gibt auch er die Kommandos und übernimmt die Rolle des Teamleiters. Dies kann aber auch durch die Pflegekraft erfolgen, wenn diese über mehr Berufs- und Transporterfahrung verfügt, als z. B. ein junger Assistenzarzt (▶ Abschn. 5.4). Während und nach der Umlagerung muss – wie bereits beschrieben – mit einer Hypotonie oder einem Aufwachen des Patienten mit nachfolgender Stressreaktion gerechnet werden. Sobald das Umlagern beendet ist, sollte eine Sichtung des Patienten sowie der Kabel, Drainagen und Zugängen stattfinden. Anschließend ist es ratsam sich Platz zu schaffen, indem das Bett außerhalb des Raums platziert wird. Danach beginnen die Lagerungsmaßnahmen des Patienten. Diese sind insbesondere bei längeren Untersuchungen oder Interventionen sorgfältig durchzuführen, damit es nicht zu Lagerungsschäden kommt.

Während der diagnostischen Maßnahme oder der Intervention muss der Patient weiterhin permanent überwacht sein. In einigen Fällen eines thorakalen oder abdominellen CT´s hat es sich bewährt die EKG-Ableitungen zu entfernen, um weniger Bildartefakte zu haben. In diesen Fällen sollte dann zumindest eine 3er- oder 4er-Ableitung der Extremitäten, mit ausreichend langem EKG-Kabel erfolgen. Zusätzlich kann die Herzfrequenzkontrolle über das SpO_2-Signal und die arterielle Blutdrucküberwachung durchgeführt werden. Es empfiehlt sich den »systolen Ton« auf die Sättigung umzustellen, um Frequenz und Sättigung auch akustisch überwachen zu können.

Alarmgrenzen und Lautstärke am Monitor müssen entsprechend den räumlichen Verhältnissen angepasst werden, sodass sie auch ggf. aus geschlossenen Räumen hörbar sind. Eine dezentrale Überwachung kann hier sehr hilfreich sein und die Patientensicherheit erhöhen. Ist dies nicht vorhanden oder möglich, muss eine permanente visuelle Kontrolle des Monitors, der Vitalparameter und der Beatmungsparameter sowie -alarme erfolgen.

Während der Intervention oder Diagnostik sollte der Patient nicht alleine gelassen werden, ebenfalls muss zwingend ein Intensivmediziner anwesend sein. Es kann vorkommen, dass ein erneutes Umlagern des Patienten von Nöten ist. Es empfiehlt sich deshalb, dass auch die Pflegekraft beim Patienten bleibt, sofern die Voraussetzungen dafür gegeben sind. Nach Beendigung der Maßnahme muss der Patient erneut ins Bett umgelagert werden. Hierbei müssen oben genannte Schritte in umgekehrter Reihenfolge durchgeführt werden. Sollte die begleitende Pflegekraft zwischendurch wieder zurück auf die Station gegangen sein, so ist die Umlagerung erst zu beginnen, wenn diese wieder anwesend ist. Die benötigten Gerätschaften sind entsprechend zurück ans Bett oder Transportgestell anzubringen, bevor der Transportrespirator von der zentralen Gasversorgung abgekoppelt wird, ist die Gasflasche zu öffnen!

Nach Rückankunft auf Station ist das entsprechende Material wieder in umgekehrter Reihenfolge zurückzubauen. Wird man dabei von Kollegen unterstützt, empfiehlt sich eine Absprache über die Vorgehensweise: z. B. einer für Monitoring und Beatmung, der andere für Infusionen und Perfusoren sein. Wenn alle Gerätschaften und Kabel wieder entsprechend sortiert sind, sollte der Patientenzustand kontrolliert und eine Seitenlagerung durchgeführt werden. Alle vorm Transport abgestöpselten Medikamente sind wieder anzuschließen und zu starten. Eine Blutentnahme mit Blutgasanalyse sollte erfolgen, um den Gasaustausch und die Metabolik zu kontrollieren.

Sobald der Patient entsprechend versorgt und die Situation stabil ist, müssen die Transportmaterialien entsprechend den vorhandenen Stationsstandards aufbereitet, gewechselt, desinfiziert und weggeräumt werden.

11.5.2 Transportdurchführung zum OP

Die Vorbereitungen für einen Transport in den OP unterscheiden sich im Wesentlichen nicht von denen eines Transports in Diagnostik oder Intervention. In verschiedenen Kliniken werden die Patienten vom Anästhesiepersonal auf der Intensivstation abgeholt oder an der Schleuse übergeben. Im Normalfall entfallen ein langer Transportweg und die Umlagerung in der Diagnostik oder Intervention. Der Patient wird von der Intensivstation in die Obhut einer anderen Fachabteilung gegeben, dies erfordert eine detaillierte mündliche Übergabe und die entsprechenden Patientendokumente. Besonders in der Vorbereitung des Transports in den OP sind einige wichtige Punkte zu beachten:

- So muss rechtzeitig vor Beginn der geplanten Operation die Ernährungszufuhr gestoppt werden. Dabei muss auch die Applikation von Insulin streng kontrolliert werden, um eine Hypoglykämie zu verhindern.
- Mit am wichtigsten ist v. a. die Beendigung einer Antikoagulation nach ärztlicher Maßgabe. Eine zu spät beendete Gabe von Antikoagulanzien muss mitgeteilt werden, damit eine Risikoabschätzung durchgeführt werden kann.

— Auch sollten das Vorhandensein von Blutprodukten inklusive einer aktuellen Kreuzprobe kontrolliert sein und bei Operationen mit Blutungsgefahr entsprechende Blutprodukte bereits in den OP mitgegeben werden. Dabei ist zwingend die vorgegebene Kühlkette einzuhalten.

Vor dem Transport in den OP sollte eine Seitenlagerung angestrebt werden, da der Patient meist in Rückenlage operiert wird. Ebenso empfiehlt es sich, insbesondere bei langen Operationen, einen Tubuslagewechsel durchzuführen, um die Gefahr von Druckstellen zu vermindern.

Nach der Operation sollte der Patient vom Anästhesisten sowie Operateur und Anästhesiepflege wieder auf die Station verbracht werden. Um auch hier für eine Erhöhung der Patientensicherheit zu sorgen, empfiehlt es sich ein standardisiertes Vorgehen. Dies könnte z. B. ähnlich einer Schockraumversorgung ablaufen: Der Patient wird ins Zimmer gebracht, es erfolgt eine detaillierte Übergabe des Operateurs und des Anästhesisten, alle beteiligten Berufsgruppen hören zu. Erst wenn alle Fragen und Unklarheiten geklärt sind, wird der Patient von der zuständigen Pflegekraft übernommen und das Monitoring von den Transporthalterungen umgebaut. Sind die »Life Lines« wie Beatmung, Monitoring und Katecholamine gesichert und entsprechend angebaut, muss der Patient an die restliche Intensivtherapie angeschlossen werden. Vor dem Transport in den OP durchgeführte Ersatzverfahren (z. B. Dialyse) können nach Rücksprache wieder gestartet werden. Auch hier empfiehlt es sich eine Blutentnahme mit Blutgasanalyse durchzuführen, um den Patientenzustand zu überprüfen.

Für das Anästhesiepersonal, welches den Transport vorbereitet und durchführt sind die Vorbereitungen ähnlich denen des Intensivpersonals. Es besteht die Möglichkeit, sich das Intensivmonitoring vorher von der ICU oder IMC abzuholen und dann direkt nach Umlagerung des Patienten das Monitoring zu tauschen. Dies entlastet, sofern die Durchführung und Ordnung gewissenhaft erfolgt, sowohl das Anästhesie- als auch Intensivpersonal. Infusionen und Perfusoren werden meist auf der Intensivstation schon vorgerichtet, somit ist eine frühzeitige Information an die ICU/IMC erforderlich. Dabei erfolgt die Information darüber, ob ein Patient beatmet oder voraussichtlich spontan atmend auf die Station kommt und ggf. die Beatmungsparameter durchgegeben werden. Medikamentendosierungen sollten klar und deutlich kommuniziert werden. Oftmals werden im OP zur verbesserten Steuerbarkeit andere Mischungsverhältnisse genutzt als im Intensivbereich. Eine Angabe in mg/ml ist klar verständlich und birgt nicht die Gefahr des Verwechselns. Angaben wie: »Babyperfusor« oder »Kinderperfusor« können sehr missverständlich sein und zu Patientengefährdungen führen.

Praxistipp

Norepinephrindosierung (Arterenol) der chirurgischen Universitätsklinik Heidelberg:
- Babyperfusor: 1 mg/50 ml → 0,02 mg/ml
- Kinderperfusor: 3 mg/50 ml → 0,06 mg/ml
- Intensivstation: 10 mg/50 ml → 0,20 mg/ml

Ebenso ist eine Information über den Kreislaufzustand an das Pflegepersonal der Intensivstation sehr hilfreich. So können ggf. Wechseldruckmatratzen gerichtet und ein neues Bett vor der Schleuse platziert werden. Dadurch kann ein Umlagern in ein neues Bett oder auf eine neue Matratze auf der Intensivstation verhindert werden.

Ist der Patient auf der Intensivstation abgegeben, müssen die entsprechenden Materialien der Anästhesieabteilung nach den gegebenen Anforderungen aufbereitet werden, damit diese wieder genutzt werden können. Ein oftmals durchgeführter Tausch von Monitor oder Perfusoren sollte nur dann durchgeführt werden, wenn die Gerätschaften die gleichen Konfigurationen aufweisen und die Klinikvorgaben dies hergeben.

11.6 Qualifikationen für einen innerklinischen Intensivtransport

In der Literatur sind nur wenige Angaben zur Qualifikation für den innerklinischen Intensivtransport gemacht. In ihren Empfehlungen zum innerklinischen Transport kritisch kranker Patients beschreibt die DIVI zur Qualifikation des ärztlichen Transportpersonals lediglich, dass der begleitende Arzt intensivmedizinisch erfahren und in der Transportbegleitung trainiert sein sollte. Des Weiteren sollte er in der Erkennung und Behandlung von Notfällen geschult und ausgebildet sein (DIVI 2004). Demzufolge könnte man sagen, dass der transportbegleitende Arzt nach Möglichkeit den Facharztstandards entsprechend und eine Notarztqualifikation haben sollten.

Geht es nun um die Qualifikation des pflegerischen Personals, welches den Transport begleitet, so schreibt die DIVI hierzu, dass das Personal intensivmedizinisch erfahren sein soll und vorzugsweise den Patienten betreut (DIVI 2004). Weitere sinnvolle Voraussetzungen für die Begleitung im innerklinischen Intensivtransport sind v. a. die längere Tätigkeit auf einer Intensivstation mit Kenntnis der auf der Station behandelten Krankheitsbilder, die entsprechenden Geräteeinweisungen nach MPG und der routinierte Umgang mit diesen, eine genaue Ortskenntnis im Krankenhaus sowie Routine in der Reanimationsbehandlung (Löw u. Jaschinski 2009).

Ebenso sollten die begleitenden Pflegekräfte Kenntnisse über die verwendeten Medikamente sowie die gewählten oder verfügbaren Beatmungsmodi haben. Routine in der Assistenz der Intubation, auch beim schwierigen Atemweg und Wissen über die alternativen Möglichkeiten der Atemwegssicherung sind sinnvoll. Die Besonderheiten einer Untersuchung oder Intervention sollten ebenfalls bekannt sein.

Nach Meinung der Autoren ist für die Begleitung eines kritisch kranken Patienten fachexaminiertes Personal vorzuziehen. Ein Berufsanfänger auf der Intensivstation ist mit hoher Wahrscheinlichkeit nicht in der Lage ein komplexer Intensivtransport durchzuführen, ohne dass es dabei zu Komplikationen kommt. Zu beachten ist dabei, dass es in ⅔ aller Fälle zu einer Komplikation während eines Transports kommt (DIVI 2004). Jede Station oder Bereich muss sich über die Voraussetzungen zur Begleitung eines Intensivtransports Gedanken machen und diese definieren. So kann ein Simulatortraining für den Transport intensivpflichtiger Patienten etabliert werden. Eine intensive theoretische und praktische Ausbildung im Bereich Transportvorbereitung, -durchführung und -nachbereitung erscheinen sinnvoll.

Leider wird dem Thema innerklinischer Intensivtransport meist nicht die notwendige Aufmerksamkeit gewidmet. In einer Untersuchung in der pädiatrischen Intensivpflege aus den USA konnte nachgewiesen werden, dass die Komplikationsrate bei Begleitung durch ein professionelles Team bei 15,5% lag, während die landesweite Komplikationsrate 75% betrug (Löw u. Jaschinski 2009).

Praxistipp

Intensivtransporte in der Einarbeitung gezielt durchführen, theoretische Grundlagen schaffen, hochkomplexe und kritische Patienten mit erfahrenen Pflegepersonen (zusammen) transportieren!

Literatur

DIVI Deutsche Interdisziplinäre Vereinigung für Intensiv- und Notfallmedizin (2004) Empfehlungen der DIVI zum innerklinischen Transport kritisch kranker, erwachsener Patienten. http://www.divi.de/images/Dokumente/ Empfehlungen/Intensivtransport/2004_Empf_innerklinischerTransport. pdf. Letzter Zugriff: 10.06.2016

Löw M, Jaschinski U (2009) Innerklinischer Transport des kritisch kranken Patienten. Anaesthesist 58: 59–108

Lux M (2014) Innerklinischer Intensiv-Transportdienst. Intensiv 22: 79–82

Meier E (2014) Transport des Intensivpatienten. AV Akademikerverlag, Saarbrücken

Poloczek S, Madler C (2000) Transport des Intensivpatienten. Anaesthesist 48:480–491

Wiese CHR, Bartels U, Fraatz W et al. (2008) Innerklinische Transporte von kritisch kranken Patienten: Eine besondere Herausforderung in der klinischen Versorgung. Anästh Intensivmed 48:125–133

Wilhelm W (2013) Praxis der Intensivmedizin. 2. Aufl. Springer, Berlin Heidelberg

Serviceteil

U. Hecker, E. Meier, *Unterwegs im Krankenhaus – Pflegerische Aufgaben beim Patiententransport (Top im Gesundheitsjob)*, DOI 10.1007/978-3-662-53192-1

Stichwortverzeichnis